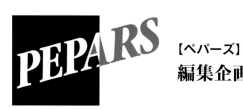

【ペパーズ】
編集企画にあたって…

　鼻は顔面の中央に位置し，鼻背，鼻尖，鼻翼などそれぞれに繊細な形態を呈し，整容面ではもちろん，呼吸における機能面でも極めて重要な部位と言えます．鼻の再建は，歴史的にも古くから行われてきましたが，解剖学的に鼻の表面は厚く伸縮性に乏しい皮膚組織，鼻腔内は粘膜組織から成り，さらには骨および軟骨の支持組織を有する複雑な構造から，その手術手技には高度なテクニックが必要です．一方，日本人の外鼻は欧米人に比べ，低く小さいという特徴を持ち，患者様が真に満足する結果を得ることは決して容易ではありません．

　今まで本誌や他誌において，外鼻の変形や欠損に対する再建術，および鼻の美容外科(整鼻術)に関する数多くの特集が組まれてきました．若干出尽くした感はありますが，今回は，先天的なものとしては唇裂外鼻と唇裂以外の外鼻変形，後天的なものとしては外傷や熱傷後，悪性腫瘍切除後の変形や欠損，そして美容外科手術後の変形やトラブルに至るまで，極めて幅広いトピックでの「鼻の再建」を取り上げました．また，鼻の機能面をも重視し，鼻中隔弯曲や鼻閉など鼻気道の治療にもターゲットを当て，一部耳鼻科医の先生にもご執筆いただきました．加えて今回，鼻のスペシャリストでありながら，過去にあまり記事として執筆されてこなかった先生を中心にお願い，ご依頼いたしました．

　鼻の手術は概して難しいと言われます．編集者の私自身，決して鼻再建の専門家ではありませんが，本特集号は第一線でご活躍中の先生方の豊富な臨床経験に基づく優れたテクニックや工夫が満載です．本企画が少しでも読者の皆様のお役に立てますと幸いです．

　最後になりますが，ご多用の中，ご執筆いただきました10名の先生方，お世話になりました全日本病院出版会の鈴木由子様に深謝申し上げます．

2019 年 8 月

三川信之

KEY WORDS INDEX

和 文

― あ 行 ―
鞍鼻 27
エステティックユニット 21

― か 行 ―
外鼻形成術 39
外鼻再建 14,21
外鼻変形 1,39
下外側鼻軟骨 80
合併症 71
筋膜被覆細片耳介軟骨移植 71
構造 21
骨移植術 27

― さ 行 ―
質感 21
斜鼻 27
術後変形 71
シリコンインプラント 71
唇顎口蓋裂 1
人工材料 71
進展皮弁 21

― た 行 ―
重複鼻孔 8

― な 行 ―
軟骨移植 61
軟骨移植術 27
熱傷後外鼻再建 14
粘膜下下鼻甲介骨切除術 1

― は 行 ―
瘢痕拘縮 14
鼻形成(術) 61,80
鼻骨骨切り術 27

鼻修正術 80
鼻尖縮小術 61
鼻中隔延長(術) 1,80
鼻中隔外鼻形成(手)術 39,51
鼻中隔矯正(術) 1,27,51
鼻中隔前弯 39
鼻中隔軟骨 80
鼻中隔弯曲症 51
鼻柱支柱 1
鼻内内視鏡手術 51
鼻閉 39
皮弁 14
鼻弁狭窄 39
鼻翼縮小術 61
鼻裂症 8
ビンダー症候群 8

― ら 行 ―
隆鼻術 61,71
肋軟骨移植 1

欧 文

― A・B ―
advancement flap 21
aesthetic unit 21
artificial material 71
augmentation rhinoplasty 71
Binder's syndrome 8
bone graft 27

― C・D ―
cartilage graft 27,61
caudal deviation 39
cleft lip and palate 1
columella strut 1
complication 71
deviation of nasal septum 51

dorsal augmentation 61

― E・F ―
endoscopic sinus surgery 51
fascia wrapped diced ear carti-
　lage graft 71
flap 14

― L・N ―
lower lateral cartilage 80
nasal deformity 1,39
nasal obstruction 39
nasal osteotomy 27
nasal reconstruction 21
nasal tip plasty 61
nasal valve obstruction/collapse
　　　　　　　　　　　39
naso-ocular cleft 8

― O〜R ―
oblique facial cleft 8
oro-ocular cleft 8
postoperative deformity 71
reconstruction of burned nose
　　　　　　　　　　　14
reconstruction of nose 14
Redraping Concept 21
reduction alar plasty 61
rhinoplasty 39,61,80
rib cartilage graft 1

― S・T ―
saddle nose 27
scar contracture 14
secondary rhinoplasty 80
septal cartilage 80
septal extension 1
septal extension graft 80
septoplasty 1,27,51
septorhinoplasty 39,51
silicon implant 71
structure 21
submucous inferior turbinectomy
　　　　　　　　　　　1
supernumerary nostril 8
texture 21
twisted nose 27

WRITERS FILE

ライターズファイル（五十音順）

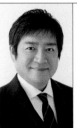

朝子　幹也
（あさこ　みきや）

1992年	関西医科大学卒業
	同大学耳鼻咽喉科入局
1998年	同大学大学院修了
2001年	ミシガン大学留学
2009年	関西医科大学耳鼻咽喉科，講師
2014年	同大学耳鼻咽喉科・頭頸部外科，准教授
2016年	同大学総合医療センター耳鼻咽喉科・頭頸部外科，部長
2017年	同アレルギーセンター，センター長

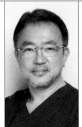

中北　信昭
（なかきた　のぶあき）

1982年	北里大学卒業
	同大学病院形成外科入局
1984年	横浜国立病院整形外科
	北信総合病院外科
1985年	北里大学病院救命救急センター
1987年	神奈川県立こども医療センター形成外科
1989年	北里大学医学部形成外科，研究員
1991年	横浜南共済病院形成外科
1993年	北里大学医学部形成外科，講師
1999年	同，助教授
2007年	自由が丘クリニック，院長
2016年	同，総院長

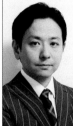

山路　佳久
（やまじ　よしひさ）

2003年	千葉大学卒業
	同大学形成外科入局
2003年	下都賀総合病院外科
2005年	千葉大学病院形成外科
2006年	聖マリア病院形成外科
2007年	太田熱海病院形成外科
2009年	成田赤十字病院形成外科
2011年	聖マリア病院形成外科
2015年	千葉大学病院形成外科
2019年	前橋赤十字病院形成外科

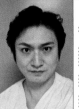

石井　暢明
（いしい　のぶあき）

2004年	日本医科大学卒業
	同大学付属病院，臨床研修医
2006年	同病院形成外科入局
2007年	同病院救命救急センター
2008年	北村山公立病院形成外科，医長
2008年	会津中央病院形成外科
2010年	日本医科大学付属病院形成外科，助教
2012年	奄美皮ふ科形成外科
2012年	日本医科大学付属病院形成外科，助教
2013年	同大学千葉北総病院形成外科，助教

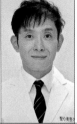

前多　一彦
（まえだ　かずひこ）

1992年	旭川医科大学卒業
	北海道大学形成外科入局
1999年	亀田メディカルセンター形成・美容外科，部長
2005年	北海道大学大学院修了
	神奈川クリニック札幌院，院長
2008年	聖心美容クリニック札幌院，院長

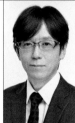

横山　才也
（よこやま　としや）

1991年	産業医科大学卒業
	同大学病院にて臨床研修
1994年	昭和大学形成外科入局
1998年	同大学大学院修了
1999年	聖マリア病院形成外科
2003年	藤枝市立総合病院形成外科
2006年	Service of Plastic and Reconstructive Surgery, Saint-Louis Hospital, University of Paris VII, France留学
2008年	昭和大学形成外科，講師
2014年	銀座すみれの花形成クリニック，院長

雑賀　厚臣
（さいが　あつおみ）

1995年	京都大学理学部卒業
2001年	九州大学医学部卒業
2002年	昭和大学形成外科入局
2009年	聖マリア病院形成外科
2019年	聖隷浜松病院形成外科

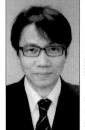

三川　信之
（みつかわ　のぶゆき）

1991年	東京医科大学卒業
	昭和大学形成外科入局
1995年	同大学大学院修了
1997年	同，助手
1998年	丸山記念総合病院形成外科，部長
	聖マリア病院形成外科
2002年	同，部長
2009年	昭和大学形成外科，専任講師
	Great Ormond Street Hospital for Children, Craniofacial Center (London)留学
2010年	Necker 小児病院, Craniofacial Unit (Paris)留学
2011年	千葉大学大学院医学研究院形成外科学，准教授
2016年	同，教授

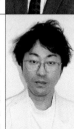

吉牟田浩一郎
（よしむた　こういちろう）

2002年	長崎大学卒業
	同大学形成外科入局，研修医
2003年	佐世保市立総合病院勤務，研修医
2004年	山口県立総合医療センター形成外科
2005年	長崎労災病院形成外科
2006年	福岡徳洲会病院形成外科
2008年	宮崎江南病院形成外科
	田川市立病院形成外科，医長
2011年	北九州総合病院形成外科
2017年	同，部長

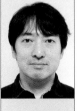

積山　真也
（つみやま　しんや）

2003年	早稲田大学教育学部入学
2006年	東京慈恵会医科大学入学
2012年	同大学卒業
	同大学附属病院，初期研修
2014年	同大学形成外科学講座，助教

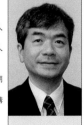

宮田　昌幸
（みやた　まさゆき）

1987年	群馬大学卒業
	昭和大学形成外科入局
1994年	千葉大学形成外科，助手
1995〜96年	豪州王立アデレード病院・小児病院, junior registrar
1997年	新潟大学形成外科，助手
2013年	同，講師

前付 3

CONTENTS 鼻の再建外科

編集／千葉大学教授　三川　信之

口唇裂における外鼻変形の再建 ……………………………………………宮田　昌幸ほか　**1**

　　唇裂外鼻変形の再建に肋軟骨移植は形態を確実に改善するよい方法であるが，支
　　持性を求めるほど外鼻が硬くなる．適度に柔軟性を損なわず，鼻機能の改善も目
　　指す工夫について述べる.

口唇口蓋裂以外の鼻の先天異常 ……………………………………………雑賀　厚臣ほか　**8**

　　口唇口蓋裂以外の鼻の先天異常は多岐にわたるが，発生率はいずれも稀である．
　　また，重症度にも差があるので，症例ごとの特徴を把握し，症例にあった治療方
　　法を臨機応変に選択していくことが重要である.

外鼻欠損・瘢痕拘縮の治療 ……………………………………………………石井　暢明ほか　**14**

　　外鼻再建においては unit 原理を考慮した局所皮弁を第一選択とする．熱傷後瘢痕
　　拘縮の外鼻再建に際しては鼻だけではなく上口唇など周囲の再建をすることで，
　　外鼻周囲の瘢痕拘縮を解除し鼻尖部に volume を持ってくることが肝要だと考え
　　る.

皮膚悪性腫瘍切除後の外鼻再建の工夫 ……………………………………山路　佳久ほか　**21**

　　外鼻欠損に対して，鼻特有の質感を再現するために Redraping Concept に基づい
　　た再建を行い，良好な結果が得られた.

後天性鞍鼻・斜鼻変形の再建 ………………………………………………吉牟田　浩一郎　**27**

　　外傷後などにより生じる後天性鞍鼻・斜鼻変形に対しては様々な術式があるが，
　　変形の責任部位により術式を選択している．実際の手術手技も含め述べる.

鼻の機能改善を考慮した外鼻形成術 ………………………………………積山　真也ほか　**39**

　　L-strut の弯曲（前弯や上弯）や鼻弁狭窄の概念と評価法に触れ，美容外科手技を
　　取り入れたオープンアプローチ法による外鼻形態と鼻機能の同時修正の治療戦
　　略をフローチャート化した.

◆編集顧問／栗原邦弘　中島龍夫
　　　　　　百束比古　光嶋　勲
◆編集主幹／上田晃一　大慈弥裕之　小川　令

【ペパーズ】
PEPARS No.153/2019.9◆目次

鼻科専門医による鼻中隔外鼻形成手術……………………………………朝子　幹也　**51**

前弯や外鼻変形を伴った鼻腔形態異常など通常の鼻中隔矯正術では対応できない症例が存在する．鼻中隔外鼻形成術は形態のみならず，機能手術である．

鼻の美容外科（整鼻術）
―鼻尖縮小術・小鼻縮小術・糸による隆鼻術　私の工夫―………………前多　一彦　**61**

一般的な，鼻尖縮小術や鼻翼縮小術に＋αの工夫を加えたり，ダウンタイムの少ない隆鼻術など，比較的侵襲の少ない方法を用いた，日本人のニーズに沿った整鼻術について述べる．

隆鼻術―トラブル症例に対する修復・再建―………………………………中北　信昭　**71**

隆鼻術後にみられる，隆鼻材料や術後合併症に起因する変形について述べ，代表的な修復症例を報告する．修復に際し，隆鼻効果の回復と軟部組織を補う目的で，筋膜被覆細片軟骨移植を行うことが多い．

鼻尖形成術と鼻中隔延長術，鼻翼形成術
―トラブル症例に対する修復・再建―………………………………………横山　才也　**80**

鼻尖・鼻柱・鼻翼部を構成する組織は各パーツが相互に関わっており，計画通りに形態を変化させることは難しい．特に修正ケースは瘢痕，変形，欠損を伴うことが多く，慎重な修復と再建が必要とされる．

ライターズファイル…………………………前付 3
Key words index …………………………前付 2
PEPARS　バックナンバー一覧…………………97
PEPARS　次号予告…………………………98

「PEPARS®」とは Perspective Essential Plastic Aesthetic Reconstructive Surgery の頭文字より構成される造語．

前付 5

大好評！

公益社団法人日本美容医療協会の推薦図書に選ばれました！

美容医療の安全管理とトラブルシューティング

PEPARS No.147
2019年3月増大号

編集／福岡大学教授　大慈弥裕之

非手術的美容医療に伴う合併症やその予防を網羅！
これから美容医療を始める人だけでなく、
　　　すでに行っている人もまずは一読を！！

オールカラー　B5判　192頁　定価(本体価格 5,200円＋税)

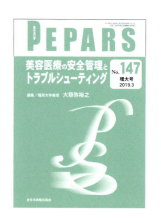

Ⅰ．各種治療の安全管理とトラブルシューティング
- ナノ秒レーザー／ピコ秒レーザー　／河野太郎ほか
- レーザーを使ってはいけない皮膚疾患　／山田秀和
- IPL によるリジュビネーション治療における問題点と解決策　／根岸　圭
- レーザー脱毛　／木下浩二ほか
- フラクショナルレーザー　／大城貴史ほか
- 高周波（RF）治療の合併症と回避法　／石川浩一
- ヒアルロン酸注入　／古山登隆
- ＜コメント＞　ヒアルロン酸注入治療安全マニュアル　／西田美穂ほか
- ボツリヌス毒素製剤使用の安全性とトラブルシューティング　／青木　律
- 脂肪注入　／市田正成
- PRP 療法の安全管理とトラブルシューティング　／楠本健司
- 安全にスレッドリフトを行うために　／鈴木芳郎
- 合併症を避けるための顔面解剖　／牧野太郎
- 非吸収性フィラー注入後遺症の診断と治療　／野本俊一ほか

Ⅱ．安全な美容医療を行うための必須事項
- 美容医療材料・機器のための制度設計　／秋野公造
- 広告規制と美容医療　／青木　律
- 特定商取引法と美容医療　／石原　修
- 再生医療法と美容医療　／水野博司
- 美容医療と訴訟　／峰村健司ほか

　(株)全日本病院出版会　　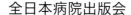

〒113-0033　東京都文京区本郷3丁目16番4号
TEL：03-5689-5989　　FAX：03-5689-8030

　公式 twitter　@zenniti_info

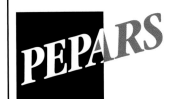

◆特集/鼻の再建外科

口唇裂における外鼻変形の再建

宮田昌幸[*1] 親松 宏[*2] 佐々木崇暢[*3]

Key Words : 唇顎口蓋裂(cleft lip and palate), 外鼻変形(nasal deformity), 鼻中隔矯正(septoplasty), 肋軟骨移植(rib cartilage graft), 鼻中隔延長(septal extension), 鼻柱支柱(columella strut), 粘膜下下鼻甲介骨切除術(submucous inferior turbinectomy)

Abstract 欠損ないし低形成が本態である口唇裂の最終的な仕上げには,重症例ほど組織移植や充填が必要となることが多い.また,口唇口蓋裂患者は鼻中隔弯曲,下鼻甲介肥大を合併することが多く,当施設ではこのような症例の外鼻再建に対し,肋軟骨移植と共に耳鼻科との鼻内手術を同時施行している.
鞍鼻があれば鼻背・鼻尖・鼻柱へL字型に移植,鼻根が低くなければ鼻中隔延長を行うことを基本としてきたが,移植材に支持性を求めるほど外鼻は硬くなってしまう.鼻翼軟骨周囲,鼻背の適切な剥離操作と軟骨間の縫合固定を確実に行えば,鼻背と鼻柱への移植を接合しなくとも良好な結果が得られる症例がある.また,鼻柱支柱のみでも鼻中隔延長と同様の効果が得られ,より柔軟性のある再建が可能となった.
鼻背部では移植軟骨の弯曲変形が生じることがあり,いまだ根本的な解決策はないが,合併症を抑えつつ,形態のみならず鼻腔通気度を改善する機能的再建を目指すべきである.

はじめに

唇裂初回手術では,周囲組織を用いた裂部の確実な閉鎖が主眼となる.外鼻への操作は裏打ちの補充と大鼻翼軟骨の吊り上げ,鼻翼基部の引き締め,鼻内では鼻中隔軟骨先端部の偏位の矯正に留められることが多い.NAM 法の導入により外鼻変形の程度や修正の頻度は減ってはいるものの,二次修正を回避できるには至らない.それは口唇裂の変形が,欠損ないし低形成に由来するが故に最終的な仕上げには,重症例ほど組織移植が必要となるからである.
成長による鼻中隔弯曲や鼻閉も顕著となる唇裂外鼻変形の仕上げの再建法について,当施設での肋軟骨を移植する術式を述べる.まだ筆者らも試行錯誤し術式完成の途上ではあるが,これまでの取り組みについて報告する.

方 法

1. 術前評価

外鼻に関しては,視診と臨床写真により非対称性などの変形を把握した上で,患者の気になる点,改善させたい点を把握する.鼻内についても鼻鏡を用いて鼻腔内を観察,鼻閉自覚の有無,アレルギー性鼻炎の合併などを問診にて確認する.ただし,鼻閉は小児期から存在し常態化しているが故に自覚を伴わない場合もある.
鼻尖・鼻翼の形成を目的とする場合,短鼻やアップノーズ変形を伴う症例などでは皮膚の伸展性が結果を左右するので,皮膚および皮下軟部組織の厚さと可動性を触診で確認する.すでに外鼻二次修正を施行されていたり初回手術で過度な操作が加えられていたりしていると,瘢痕による可

[*1] Masayuki MIYATA,〒951-8510 新潟市中央区旭町通り1-757 新潟大学大学院医歯学総合研究科形成・再建学分野,講師
[*2] Hiroshi OYAMATSU,〒940-8621 長岡市旭岡1丁目24番地 立川綜合病院形成外科,主任医長
[*3] Takanobu SASAKI,新潟大学大学院医歯学総合研究科耳鼻咽喉科・頭頸部外科学分野,医員

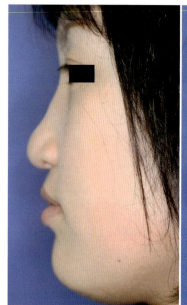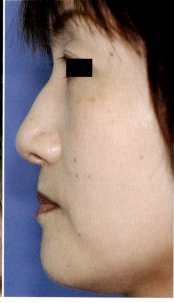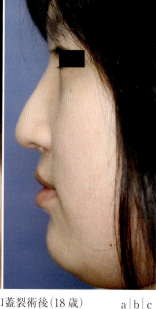

図 1. 母親の外鼻を参考に再建した症例：左完全唇顎口蓋裂術後（18 歳） a｜b｜c
　　　a：母親（b）に比べ鞍鼻変形が著明
　　　b：母親
　　　c：L 字型の肋軟骨移植による再建術後 3 年

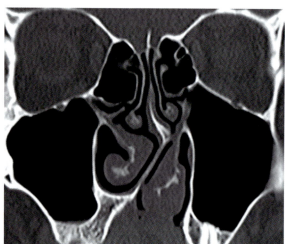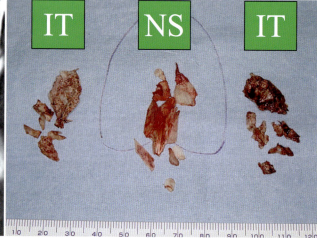

図 2. 鼻閉の精査と鼻内手術 a｜b
　　　a：鼻中隔弯曲と両側下鼻甲介肥大による鼻腔狭窄
　　　b：摘出した鼻中隔骨・軟骨（NS），下鼻甲介骨（IT）

動制限や用いる切開線も限られ，手術計画にも影響するので注意する．

　外鼻形態の評価は主観的になりやすいが，測定に基づいた平均値などよりは，健常な家族の形状が参考となり治療目標の 1 つになり得る[1]（図 1）．一般的には鼻骨および鼻中隔軟骨先端部の低形成，特に片側例では鼻中隔弯曲[2]と軟骨性斜鼻，下鼻甲介肥大，前鼻棘の偏位を伴いやすい上に，症例によって骨性斜鼻も合併しているので，CT での画像診断は必須となる．

　CT 画像にて鼻中隔弯曲や鼻腔の狭窄を認めた場合（図 2-a）には，合同手術適応について耳鼻科に紹介する．耳鼻科では，内視鏡と鼻腔通気度検査を行う．また，症状により IgE 抗体価，好酸球，吸入抗原の RAST などを測定し，鼻汁分泌などアレルギー症状が強い場合には，後鼻神経の切

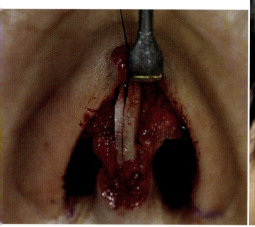 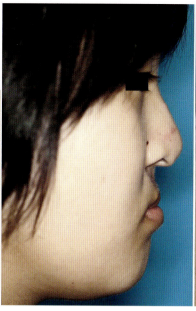 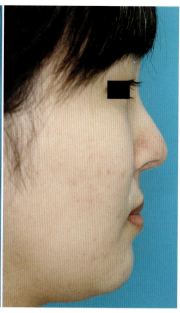

a|b|c　　　　　図 3. 鼻中隔延長術の症例：右完全唇顎口蓋裂術後(18 歳)
　　　　　　　a：板状に細工した肋軟骨 2 枚を鼻中隔に挟んで固定
　　　　　　　b：再建術前．著明な鼻尖下垂と鼻孔の変形
　　　　　　　c：再建術後 6 年

断術を検討する．

2．治療方針

　鼻孔の形状に影響する鼻翼の位置異常と変形が軽度な場合は鼻孔縁切開または逆 U 字切開下に大鼻翼軟骨に糸をかけて修正する．中等度変形例には，オープンアプローチ下に軟骨形成を行うが，後戻りを防ぐ目的で鼻柱の支柱として鼻中隔軟骨または耳介軟骨を移植する．重度変形例は骨格から再建する必要があるため，十分な量を採取可能な肋軟骨を用いる．鼻背の形態はよいものの鼻尖部の変形が強い場合には鼻中隔の延長術を行い，鞍鼻や高度の軟骨性斜鼻を合併した症例には鼻背と鼻柱用の軟骨ブロックを組み立てる L 字型移植術を選択する．骨性斜鼻が強ければ鼻骨骨切り術を併施する．

3．手術手技

　本稿では，概ね 16 歳以降に行う鼻内手術とともに肋軟骨を用いた再建法を述べる．

　鼻中隔延長または鼻背から鼻柱にかけて軟骨を移植する場合，オープンアプローチ(原則は inverted V または stair step 切開と鼻孔縁切開)により内側脚の間から鼻中隔前方の軟骨および前鼻棘を展開する．鼻翼への操作では，鄭[3]が提唱する大鼻翼軟骨と外側鼻軟骨の接点(scroll ligament complex)と大鼻翼軟骨の外側縁(nasal hinge)を剝離して大鼻翼軟骨を前方に引き出せるようにする．また，鼻背部では横走鼻腱膜線維を確実に分離することが重要である．この剝離操作を施行しない症例の多くはアップノーズ変形や鼻尖形態が不満足な結果に陥りやすい．

　次いで，鼻背に移植する場合は，鼻骨骨膜下を剝離して鼻背に移植するスペースを作成する．

　同時並行で軟骨採取(部位は第 6 または第 7 肋軟骨が多い)を進めるが，採取する長さはあらかじめ顔面の CT 画像で決めておく．

　軟骨採取が終了した時点で耳鼻科医に交代し，内視鏡下鼻内手術として鼻中隔弯曲矯正手術，粘膜下下鼻甲介骨切除術(図 2-b：手技の詳細は他稿に譲る)を施行する．この間に採取した軟骨の形成を行う．

　鼻内操作が終わり次第，再び形成外科医に代わり軟骨移植による外鼻形成を行う．鼻中隔延長術では，板状にした肋軟骨 1 枚を鼻中隔軟骨に重ねる，ないしは 2 枚を鼻中隔に挟み込み 4/0 吸収糸で数か所マットレス縫合にて固定する(図 3-a)．L 字型に組む場合は，鼻柱支柱固定用に前鼻棘に

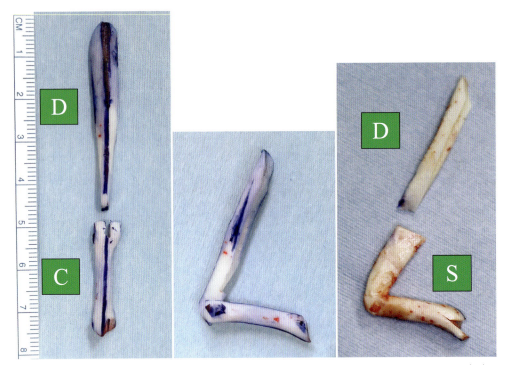

図 4. L字型移植用に形成した軟骨　　　　　　　　a|b|c
a：鼻背部(D)は先端を細くして柔軟性を持たせ鼻柱部(C)にほぞ継ぎする．
b：aを仮組みした側面像(実際は分けて移植した後に接合)
c：鼻背部(D)とL-strut(S)に別個に移植(接合しない)

ドリルで穴をあけ4/0吸収糸で固定する．片側例では前鼻棘は非披裂側に偏位していることが多いため，支柱の軸に対し固定部位は偏位側に突出させることもある(図5-a)．また，支柱は前方が狭くなるようV字型に形成(図4)し，内側脚で覆いやすくすると鼻柱の幅が出過ぎない．片側例では鼻中隔先端部は脱臼して非披裂側に偏位しているので，L-strut は前鼻棘から離断することになる．この部位を移植支柱に再固定するか，切り取るかは症例により判断する．オープンアプローチ法そのものが鼻尖の支持性を減弱させるとも言われており，皮膚を仮縫いして鼻尖・鼻柱の形状を確認しながら決めるが，後に鞍鼻とならないように適宜トリミングして極力固定している．

鼻背への移植片は何度か挿入を繰り返して形状と長さを調整し，鼻柱支柱と5/0吸収糸で接合する．

その後に大鼻翼軟骨に適宜interdomal suture, inter crural suture, lateral crural spanning suture, tip extension suture などを行うが，必要に応じて移植肋軟骨にも糸を通す．Nasal envelope を被せて形態を確かめながら，鼻尖が出過ぎていれば削り，突出不足ならtip graft を追加する．6/0吸収糸で中縫い，6/0ナイロン糸で皮膚縫合する．

最後に鼻腔内の出血の有無を確認し，メロセル®などで鼻内パッキングする．ただし，メロセル®は挿入後に膨張させるため鼻骨骨切りを施行した症例では骨片がずれることがあり，骨切り例では軟膏ガーゼを挿入している．外側はDenverスプリント®または樹脂製スプリントで固定する．過度な充填や圧迫は創治癒を妨げるので避ける．鼻孔リテイナーもこの観点から手術直後には使用せず，抜糸後に装着している．

併施する鼻形成には斜鼻の矯正，鼻翼低形成・鼻翼退縮や鼻前庭部狭窄に対する組織移植などがあるが詳細は割愛する．注意点として，過度の鼻孔縮小や鼻翼の引き締めにより外鼻弁の狭窄を起こさないよう配慮が必要である．

4．術後管理

鼻内固定は5〜7日間，外固定はスプリントが

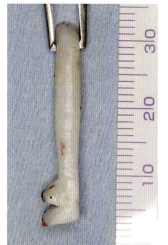
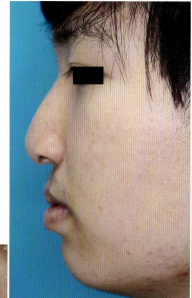
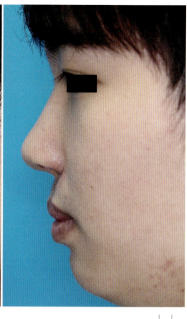
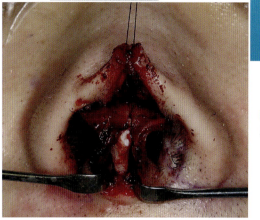

図 5.
鼻柱支柱のみの移植例:左口唇顎裂(17歳)
　a:正中から右へ偏位した前鼻棘に横から固定するように細工
　b:正中に固定(この後に内側脚間縫合)
　c:再建術前.鼻尖下垂と鼻孔の変形
　d:再建術後6か月

1〜2週,退院後はテープ固定を4週ほど行い,以降は必要に応じて自宅でのテーピングを継続しながら移植軟骨の弯曲変形が生じないか観察する.

耳鼻科外来では,内視鏡検査,鼻腔通気度検査を定期的に行い鼻閉の改善を評価している.また,アレルギー性鼻炎の症状が強い場合は,抗アレルギー薬,ステロイド噴霧薬などを適宜処方する.

考　察

唇裂外鼻を正常に近づける難しさは単に形態の改善に留まらず,鼻中隔弯曲や気道狭窄といった鼻内の異常にも対処しなければならない点にある.また,上顎後退を伴う場合など外鼻のみでなく上下顎とのバランスを図る必要もある.

初期の症例では,鼻背に移植する軟骨は,鼻尖まで太いL字型のシリコンインプラントの形状に似せて形成していた.これは,他施設で外鼻二次修正を施行されていたり,両側の完全裂で拘縮が重度であったりと,強固なフレームなしには良好な形態を得られないと考えたためである.しかし,鼻背から鼻柱まで移植すると,鼻尖の可動性が制限されることになる.一方,柔軟性を重視するあまり支持不足となって鼻柱の傾斜や鼻尖の偏位が矯正できなければ意味がない.多くの術者[4〜6]が最終手術で肋軟骨を用いているのは,支持性と形態改善度の高さを期待しての経験的帰結と思われるが,鼻尖の柔軟さといかに折り合いをつけるかが鍵となる.この点は筆者らも未だ結論は出ていないが,最近は症例により鼻背部とL-strutを接合せずに独立して移植する(図4-c),鼻柱支柱のみ移植する(図5)方法(鄭[7]の概念によるindependent type)も試みている.また,L字型に組む場合は極力鼻尖部を細くする(図4-a)よう工夫している.これらにより,ある程度の弾力性が得られているが,軽い弯曲変形を生じる例が見ら

れ，削り過ぎにも注意を要する．種々の変形防止策の報告[8]~[13]があるが，それだけ変形が避けがたいことの証左とも言えよう．

鼻中隔弯曲を伴う斜鼻や下鼻甲介肥大があれば，同時に鼻内手術を行い鼻腔通気の改善を目指すのが合理的である．通気度は術後に正常化する症例もあり，改善率は高い．

仕上げとなる外鼻再建に際しては，いかに合併症を抑えて形態を整えられるかと共に鼻機能の改善を目指すことが肝要である．

参考文献

1) 宮田昌幸ほか：口唇口蓋裂二次修正術における肋軟骨移植による鼻形成術．日顎顔会誌．**30**：126-138，2014.

2) 熊谷憲夫ほか：唇裂に伴う外鼻，鼻腔内変形（とくに鼻中隔）に対する修復再建手術．手術．**35**：307-319，1981.
   Summary　外鼻異常の修復には形態と機能の再建が必要．

3) 鄭　載用：鼻形成術．pp53-63，三恵社，2017.
   Summary　アジア人の鼻形成について解剖に基づいた論理的なアプローチを豊富なイラスト，写真と共に展開している集大成．

4) 鳥飼勝行ほか：【口唇裂二次修正術】3. 外鼻．肋軟骨移植による外鼻形成術．PEPARS．**28**：66-71，2009.
   Summary　L字型肋軟骨移植にて強固な支持性による外鼻修正が可能．

5) 角谷徳芳：【成長に寄り添う私の唇裂手術】思春期以降の口唇裂手術—鼻形成を中心に口唇の改善から顔貌の改善へ—．PEPARS．**131**：51-56，2017.

6) 花井　潮，赤松　正：【成長に寄り添う私の唇裂手術】肋軟骨移植による唇裂鼻形成術—最終手術として—．PEPARS．**131**：64-72，2017.
   Summary　短鼻例では移植軟骨の鼻根部を厚く，鼻骨部先端を薄くして極端な鼻尖の突出を回避．

7) 鄭　載用：鼻形成術．237-241，三恵社，2017.

8) Gibson, T., Davis W. B.：The distortion of autogeneous cartilage grafts：Its cause and prevention. Br J Plast Surg. **10**：257-274, 1958.
   Summary　弯曲防止策として balanced cross-section を提唱．

9) 小立　健，栗原邦弘：外鼻変形の治療．形成外科．**40**：S115-S123，1997.

10) Dong-Hak, J., et al.：A cadaveric analysis of the ideal costal cartilage graft for Asian rhinoplasty. Plast Reconstr Surg. **114**：545-550, 2004.

11) 山崎明久ほか：【鼻の整容外科】肋軟骨移植を用いた隆鼻術．PEPARS．**12**：14-19，2006.
   Summary　採取肋軟骨の肋骨側を横にして鼻尖に使用．

12) 大竹尚之：【鼻の整容外科】外鼻形成術後の合併症と後遺症（二次的外鼻形成術）．PEPARS．**12**：59-65，2006.
   Summary　肋軟骨のブロックを分割して連結．

13) Toriumi, D. M., Pero, C. D.： Asian rhinoplasty. Clin Plast Surg. **37**：335-352, 2010.
   Summary　採取肋軟骨を3つに分け，前面と後面の層を使用せず中央部を使用．

きず・きずあとを扱うすべての外科系医師に送る！

ケロイド・肥厚性瘢痕 診断・治療指針 2018

編集／瘢痕・ケロイド治療研究会

2018年7月発行　B5判　オールカラー　102頁　定価（本体価格3,800円＋税）

難渋するケロイド・肥厚性瘢痕治療の道しるべ
瘢痕・ケロイド治療研究会の総力を挙げてまとめました！

目　次

Ⅰ　診断アルゴリズム
1. ケロイド・肥厚性瘢痕の診断アルゴリズム
2. ケロイド・肥厚性瘢痕と外観が類似している良性腫瘍の鑑別診断
3. ケロイド・肥厚性瘢痕と外観が類似している悪性腫瘍の鑑別診断
4. ケロイド・肥厚性瘢痕の臨床診断
5. ケロイド・肥厚性瘢痕の病理診断
6. ケロイド・肥厚性瘢痕の画像診断

JSW Scar Scale（JSS）2015

Ⅱ　治療アルゴリズム
1. 一般施設での加療
2. 専門施設での加療

Ⅲ　治療法各論
1. 副腎皮質ホルモン剤（テープ）
2. 副腎皮質ホルモン剤（注射）
3. その他外用剤
4. 内服薬（トラニラスト，柴苓湯）
5. 安静・固定療法（テープ，ジェルシート）
6. 圧迫療法（包帯，サポーター，ガーメントなど）
7. 手術（単純縫合）
8. 手術（くり抜き法，部分切除術）
9. 手術（Z形成術）
10. 手術（植皮，皮弁）
11. 術後放射線治療
12. 放射線単独治療
13. レーザー治療
14. メイクアップ治療
15. 精神的ケア
16. その他
    凍結療法／5-FU療法／ボツリヌス毒素療法／脂肪注入療法

Ⅳ　部位別治療指針
1. 耳介軟骨部
2. 耳介耳垂部
3. 下顎部
4. 前胸部（正中切開）
5. 前胸部（その他）
6. 上腕部
7. 肩甲部
8. 関節部（手・肘・膝・足）
9. 腹部（正中切開）
10. 腹部（その他）
11. 恥骨上部
12. その他

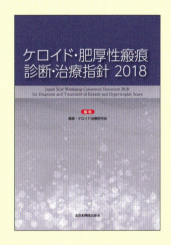

（株）全日本病院出版会

〒113-0033　東京都文京区本郷3-16-4
TEL：03-5689-5989　FAX：03-5689-8030
www.zenniti.com

◆特集／鼻の再建外科

口唇口蓋裂以外の鼻の先天異常

雑賀厚臣[*1] 三川信之[*2]

Key Words：重複鼻孔(supernumerary nostril)，鼻裂症(naso-ocular cleft)，oro-ocular cleft(oblique facial cleft)，ビンダー症候群(Binder's syndrome)

Abstract 口唇口蓋裂以外の鼻の先天異常は多岐にわたるが，多くは顔面裂に由来する．発生率はいずれも稀であり，また，重症度も幅広く，術式は症例に応じて臨機応変に対応する必要がある．
　症例が限られている以上，手術侵襲が鼻の組織の成長に与える影響は未知である．したがって，幼少期は組織の成長を阻害しない術式を選択することが基本であり，幼少期に完全な形態を目指して高侵襲な手術を繰り返すことは避けるべきである．逆に，成長を終えた後は，あらゆる手段を駆使して整容的に満足のいく結果を目指すべきであろう．
　本稿では筆者の経験した Supernumerary nostril, Naso-ocular cleft(Tessier No.1), Oro-ocular cleft (Oblique facial cleft)(Tessier No.4), Binder's syndrome の 4 つの疾患について，治療方針を文献的に検討し，症例を供覧する．

　口唇口蓋裂以外の鼻の先天異常は多岐にわたるが，多くは顔面裂に由来する．発生率はいずれも稀であり，1 人の外科医がその医師人生で遭遇する症例は限られている．症状は軽症のものから重症のものまで幅広く，術式は症例に応じて臨機応変に対応する必要がある．

　症例が限られている以上，手術侵襲が将来的に鼻の組織の成長にどのような影響を与えるかは未知である．したがって，幼少期は組織の成長を阻害しない術式を選択することが基本であり，幼少期に完全な形態を目指して高侵襲な手術を繰り返すことは避けるべきである．逆に，成長を終えた後は，あらゆる手段を駆使して整容的に満足のいく結果を目指すべきであろう．

　本稿は筆者の経験した以下の 4 つの疾患について，治療方針を文献的に検討し，症例を供覧する．

- Supernumerary nostril
- Naso-ocular cleft(Tessier No.1)
- Oro-ocular cleft(Oblique facial cleft)(Tessier No.4)
- Binder's syndrome

Supernumerary nostril

　重複鼻孔は，非常に稀な先天異常の 1 つであり，1906 年の Lindsay の報告以来，約 30 例の報告がある．Tessier No.1 cleft に分類する報告もある．形態に基づいた系統的な分類はなく，術式に関する体系的な記載もなかったため，筆者らは新しい術式を考案すると共に，外鼻形態とその治療法に基づいた分類を考案して報告した(図 1)[1]．

　Type 1：内側鼻孔が十分に大きく，そのままで健側との対称性が得られるもの．治療法は外側鼻孔の切除である．最も多く報告されているタイプである[2)~4)]．

　Type 2：外側鼻孔が十分に大きく，そのままで健側との対称性が得られるもの．治療法は内側鼻孔の切除である[5]．

[*1] Atsuomi SAIGA, 〒830-8543 久留米市津福本町 422 番地　聖マリア病院形成外科
[*2] Nobuyuki MITSUKAWA, 〒260-8677 千葉市中央区亥鼻 1-8-1 千葉大学大学院医学研究院形成外科，教授

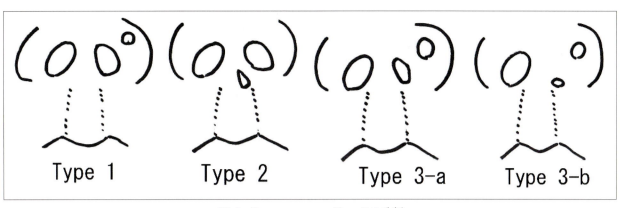

図1. Supernumerary Nostril の分類

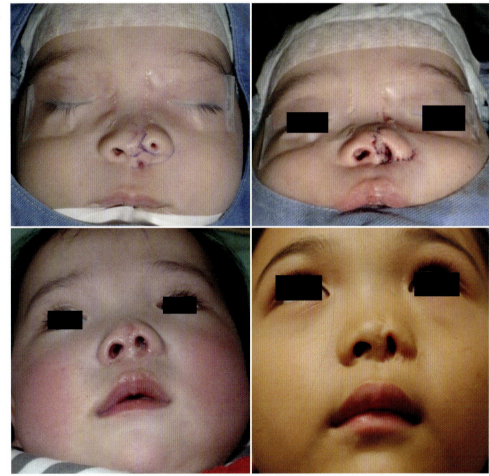

図2.
症例1
 a：術前デザイン
 b：術直後
 c：術後3か月
 d：術後5年

Type 3：内側鼻孔も外側鼻孔も小さく，そのままでは健側との対称性が得られないもの．治療は鼻孔の拡大を行うが，内側鼻孔と外側鼻孔をそのまま融合可能かどうかで，さらに細分化される．

 a）内側鼻孔の内側脚が良好な形態をもつもの．治療法は，内側鼻孔の内側脚を用いた外側鼻孔の拡大を行う[6)7)]．

 b）内側鼻孔の内側脚が不十分なもの．治療法は，新たに内側脚を作成して外側鼻孔の拡大を行う必要がある．症例1はこのタイプに該当する．新たに内側脚を作成し，外側鼻孔を拡大した（図2）．術後5年で，左右差はあるが比較的良好な形態を維持している．

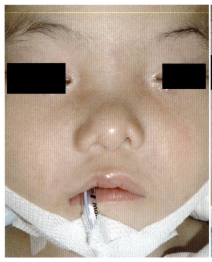 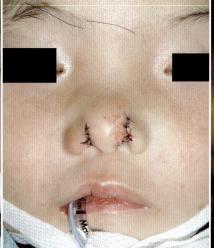 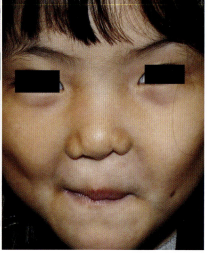

　　a．術前　　　　　　　　　b．術直後　　　　　　　　c．術後5年
図 3．症例 2

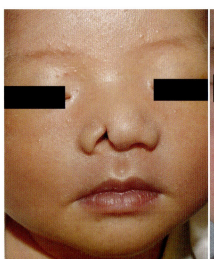 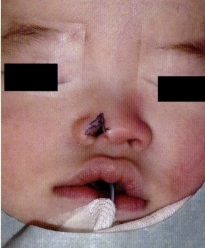 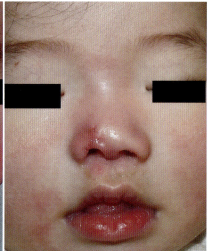

　　a．術前　　　　　　　　b．術前デザイン　　　　　　c．抜糸時
図 4．症例 3

Nasal cleft（Tessier No. 1）

　鼻裂症とも言われ，Alar clefts・Alar rim clefts・Colobomas などの呼び名がある．Monasterio らは 6,500 人の顔面裂のうち，鼻を含んだ顔面裂は 2.2％で，鼻だけに限局した鼻裂は 0.7％であると報告している[8]．鼻翼の切れ込み程度の軽症な症例から，鼻骨欠損をきたす重症の症例まである[5]．治療法は，多くの報告では被裂縁部の組織を transpose または rotation したものに Z 形成術を併用して鼻孔縁を作成しているが[9)~11)]，耳介軟骨移植を併用した報告も存在する[12]．

　筆者の経験した症例は2症例とも軽症であった．症例2は両側症例であった．Z形成のみで経過は良好である（図3）．症例3は外側鼻孔縁をtransposed flap として新たに鼻孔縁を作成し，Z形成を併用した（図4）．良好な形態を維持している．

Oro-ocular cleft（Tessier No. 4）

　Oblique facial cleft とも言われる．1732 年に Kulumus によって記載されたのが最初である[13]．

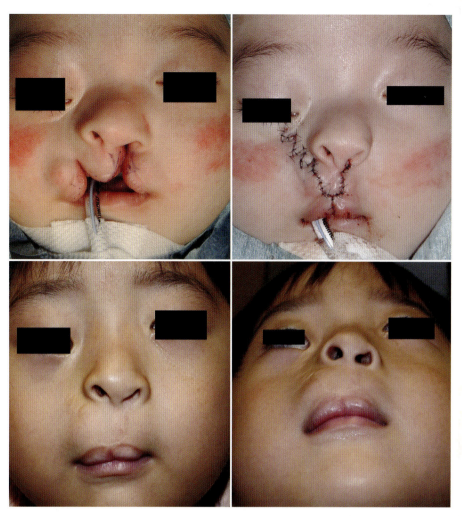

図 5.
症例 4
　a：術前デザイン
　b：術直後
　c：術後 5 年正面
　d：術後 5 年仰角

顔面裂全体の発症率は100,000出生あたり1.43〜4.85と言われているが，Tessier No.4 の発症率自体の報告はない[13]．軟部組織の裂はキューピッド弓の外側から鼻翼基部の外側を通過し，下眼瞼の内側に至り，口唇と眼窩の距離が短縮する．骨性には，鼻腔と上顎洞の境界は保たれ，裂は梨状孔と下眼窩裂の間を走行する．顎裂は症例によって異なり，側切歯と犬歯の間に存在する．鼻涙管は保たれるが，多くの場合下眼瞼の涙小管は欠損している．眼窩は内側と眼窩底が欠損していることが多く，結果的に眼窩内容が落ち込み，眼球陥凹をきたす．眼球は小眼球症や無眼球症を呈することがある[13]．

治療は下眼瞼の後退を改善し，口唇と眼窩の距離を長くし，口唇裂の形成を行うという 3 つの目的を持って行う．下眼瞼の後退を改善するためには，内側のCanthopexy を行うと同時に，interdigitating flap を用いる方法[14]や，上方茎の nasolabial flap を用いる方法[13]がある．口唇裂の形成には外側からの rotation and advancement の報告が多く，両側例の場合はもともと存在している中間唇を用いる方法の他に，両側の外側唇を用いる方法の報告もある．

通常は鼻形態への直接的な影響はないが，他の顔面裂や口唇裂を合併した場合は鼻形態に影響を与える．症例 4 は右側の Tessier No.4 cleft に，左側の完全唇顎口蓋裂を合併していた．左の口唇裂による幅広い鼻孔形態を解消するためには口輪筋の形成が重要であり，両側口唇裂における Mulliken 法に準じた方法で再建を行い，術後形態は良好である(図5)．

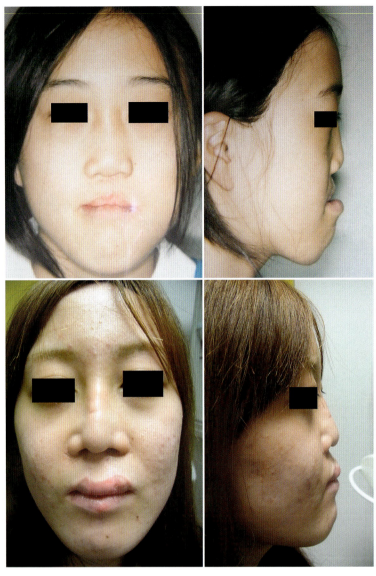

図 6.
症例 5
　a：術前正面
　b：術前側面
　c：術後正面
　d：術後側面

Binder's syndrome

ビンダー症候群は，1962 年に von Binder が，Arhnoid 顔貌（無鼻様顔貌）鼻骨の位置異常・上顎骨の低形成による咬合異常・前鼻棘の欠損・鼻腔粘膜の萎縮・前頭洞の低形成の 6 つの特徴を持つ症候群として発表した．中顔面の低形成に伴う平坦な鼻・平坦な鼻尖と鼻翼・三日月型の鼻孔・短い鼻柱・急峻な鼻口唇角・ほぼ 180°に達する鈍な鼻前頭角・凸な上口唇・凹んだ中顔面のプロファイルといった特徴的な顔貌を呈する．Binder's syndrome の発症率の報告はない．多くは突発的な発症だが，家族発症率は 15％ という報告もあり，遺伝的な発症要因も否定できない．

治療目標は鼻の低形成から中顔面の低形成を中心とした形態異常の改善である．鼻の低形成に対しては古くから肋軟骨移植や腸骨移植などの報告がある．軽症症例では耳介軟骨移植・鼻中隔軟骨移植を行い，重症症例に肋軟骨移植を行うという報告もある．また鼻背部にはシリコンプロテーゼを移植し，鼻尖部にはシールド型のオンレイグラフトを行い，鼻尖の高さを出すためには Columella Strut をするという報告もある[15]．咬合異常を伴う中顔面の低形成に対しては，Le Fort Ⅰ・Ⅱ・Ⅲ型の骨切りを行った報告があるが，Le Fort Ⅱ や Ⅲ での骨切りを行ったとしても，鼻の形成が

必要になることが多い[16]．治療時期に関しては意見が分かれている．早期に治療介入をして，患者のボディイメージの改善を図り，同時に周囲組織の延長を図るという意見もあるが，あまりにも早期の治療介入は再手術を避けられないため，待った方がよいという意見もある．

症例5は，高度のClass Ⅲの咬合異常をきたしたため，14歳時に上顎骨延長を行い，18歳時に上下顎骨切りを追加で行って咬合異常を治療したのち，肋軟骨移植による鼻形成を行った．術後経過は良好である（図6）．

結　語

口唇口蓋裂以外の鼻の先天異常は症例数も少なく，重症度も差があり，定まった治療方法はない．症例ごとの特徴を把握し，症例に合った治療方法を選択していくことが重要と考える．

参考文献

1) Saiga, A., Mitsukawa, N. : Case of supernumerary nostril. J Plast Reconstr Aesthetic Surg. **66**(1) : 126-128, 2013. doi : 10.1016/j. bjps. 2012.05. 014

2) Onizuka, T., Tai, Y. : Supernumerary nostrils : a case report. Plast Reconstr Surg. **50**(4) : 403-405, 1972. http://www.ncbi.nlm.nih.gov/pmc/articles/PMC2152869/. Accessed January 25, 2012.

3) Williams, A., et al. : Supernumerary nostril : a rare congenital deformity. Int J Pediatr Otorhinolaryngol. **44**(2) : 161-167, 1998. http://www.ncbi.nlm.nih.gov/pubmed/9725533.

4) Hallak, A., et al. : Supernumerary nostrils : a case report and review. Aesthetic Plast Surg. **25**(3) : 241-243, 2001. doi : 10.1007/S0O26600I0127

5) Powar, R. S., Tubaki, V. R. : Supernumerary nostril with complete unilateral cleft lip : a case report and review. Cleft Palate Craniofac J. **44**(6) : 657-659, 2007. doi : 10.1597/06-115.1

6) Nakamura, K., Onizuka, T. : A case of supernumerary nostril. Plast Reconstr Surg. **80**(3) : 436, 1987. http://www.ncbi.nlm.nih.gov/pubmed/3306743. Accessed January 25, 2012.

7) Aslanabadi, S., et al. : Supernumerary nostril together with esophageal atresia, imperforate anus and patent ductus arteriosus : a case report and review of the literature. Pediatr Surg Int. **25**(5) : 433-436, 2009. doi : 10.1007/s00383-009-2351-9

8) Ortiz Monasterio, F., et al. : Nasal clefts. Ann Plast Surg. **18**(5) : 377-397, 1987.

9) Agrawal, K., et al. : Isolated Tessier no. 1 cleft of the nose. Ann Plast Surg. **41**(3) : 311-313, 1998.

10) Chapchay, K., et al. : Surgical Technique for Nasal Cleft Repair. Ann Plast Surg. **82**(3) : 289-291, 2019. doi : 10.1097/SAP.0000000000001688

11) Rashid, M., et al. : Rotation-transposition correction of nasal deformity in Tessier number 1 and 2 clefts. Cleft Palate Craniofac J. **46**(6) : 674-680, 2009. doi : 10.1597/08-014.1

12) Jhamb, A., Mohanty, S. : A chronicle of Tessier no. 0 and 1 facial cleft and its surgical management. J Maxillofac Oral Surg. **8**(2) : 178-180, 2009. doi : 10.1007/s12663-009-0043-6

13) Longaker, M. T., et al. : Reconstruction of Tessier no. 4 clefts revisited. Plast Reconstr Surg. **99**(6) : 1501-1507, 1997.

14) Resnick, J. I., Kawamoto, H. K. J. : Rare craniofacial clefts : Tessier no. 4 clefts. Plast Reconstr Surg. **85**(6) : 842-843, 1990. doi : 10.1097/00006534-199006000-00001

15) Goh, R. C. W., Chen, Y. R. : Surgical management of Binder's syndrome : lessons learned. Aesthetic Plast Surg. **34**(6) : 722-730, 2010. doi : 10.1007/s00266-010-9533-7

16) Draf, W., et al. : Nasal correction in maxillonasal dysplasia(Binder's syndrome) : a long term follow-up study. Br J Plast Surg. **56**(3) : 199-204, 2003.

◆特集／鼻の再建外科

外鼻欠損・瘢痕拘縮の治療

石井暢明[*1]　秋元正宇[*2]

Key Words：外鼻再建（reconstruction of nose），熱傷後外鼻再建（reconstruction of burned nose），瘢痕拘縮（scar contracture），皮弁（flap）

Abstract　外鼻は顔面の中心で複雑な3次元構造を有するという特徴を持つ．その再建においては他部位と同様に color match，texture match が重要であることの他に，unit 原理を考慮しながら再建を行うこと，十分な組織量で再建することで後日の後戻りを少なくすることが肝要である．また，熱傷後瘢痕拘縮においては頬部や上口唇などの鼻周囲組織も含めて拘縮していることが多く，全層植皮の併用を含め，顔面全体の治療計画が必要となることが多い．

部位別再建法

外鼻は鼻背・鼻尖・鼻翼・側壁の各 subunit で構成される[1)2)]．再建にあたっては unit 原理を考慮しつつ再建を行う[3)]．色調や質感に加え，皮膚の厚みにも留意して再建法を選択する．以下各 subunit の特徴と代表的な再建法を列記する．

1．鼻背（dorsum）
特　徴　皮膚は薄く，尾側に向かって徐々に厚くなり脂腺量が増す．

代表的な再建法　Rintala flap[4)]，Glabellar flap[5)]，Lateral nasal skin flap[6)7)]，Axial frontonasal flap[8)]，Axial nasodorsum flap[9)]，V-Y bipedicle flap[10)]，Forehead flap[11)]

2．側壁（sidewall）
特　徴　頭側，特に内眼角部の皮膚が薄い．

代表的な再建法　鼻頬移行部，上眼瞼内側，眉間などからの各種局所皮弁

3．鼻翼部（alar）
特　徴　皮膚（cover）・支持組織（support），裏打ち（lining）の再建を意識する必要がある．組織量が足りないと鼻翼が頭側に偏位してしまうので注意が必要である．また，鼻唇溝三角部（hairless triangle）を温存・作成することもポイントとなる[12)]．

代表的な再建法　鼻唇溝皮弁（nasolabial flap）[13)]．鼻唇溝皮弁は鼻翼の全層欠損であれば翻転して裏打ちとして用いることもでき，折りたたむことで表裏両面を作成することもできる（図1）．皮弁が厚くなり過ぎないようにすることが肝要である．皮下トンネルは深部に作成する．

他に鼻尖部を下方茎とした横転皮弁の Denonvillier 法や鼻翼外側を下方茎とした横転皮弁の荻野法などがある[14)]．

4．鼻尖（tip）
各種局所皮弁や鼻背再建と一部同様の再建法を検討する．

[*1] Nobuaki ISHII，〒270-1694　印西市鎌苅 1715　日本医科大学千葉北総病院形成外科，助教
[*2] Masataka AKIMOTO，同，教授

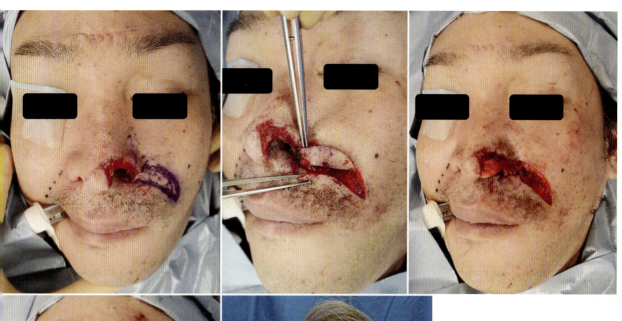

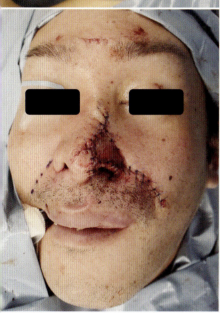
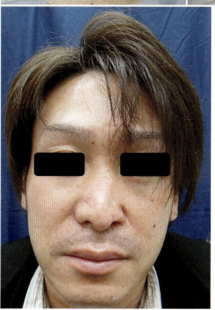

図 1. 鼻翼部再建

症例1：44歳，男性
交通事故による鼻骨骨折と左鼻翼欠損．大鼻翼軟骨は一部欠損していた．鼻唇溝皮弁を翻転し，鼻腔側を作成．表層は側壁からの hatchet 皮弁で被覆した．術後半年の時点でレティナ®を使用しているが，鼻腔の狭小化傾向は認めない．
a：術前デザイン．鼻唇溝皮弁の翻転による裏打ち再建をデザイン
b：鼻唇溝皮弁を翻転する前の状態．鼻唇溝三角部を温存している．
c：鼻唇溝皮弁を翻転し裏打ちを作成した状態
d：表面の再建には hatchet 皮弁を用いた．
e：術後半年．レティナ®を使用している．レティナ®がきつくなるなどの訴えはなし．

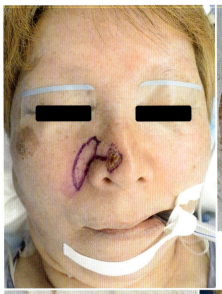
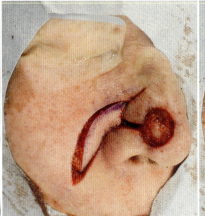
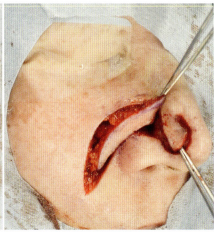
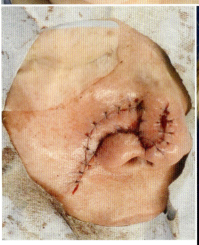
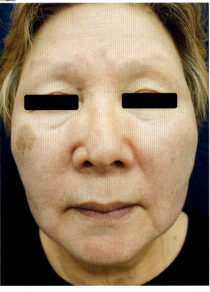

a	b	c
d	e	

図 2. 鼻部基底細胞癌(T1N0M0:Stage I). 横転皮弁と鼻唇溝皮弁の組み合わせ

症例 2:74 歳,女性

前回手術では基底細胞癌を 4 mm margin,皮膚全層で切除し人工真皮を貼付した.断端陰性を確認した後,横転皮弁と鼻唇溝皮弁の組み合わせでの再建となった.術後のトラップドア変形などは認めない.

a:術前デザイン.前回基底細胞癌を 4 mm margin,皮膚全層で切除し人工真皮を貼付している.
b:皮弁移動前.潰瘍周囲組織を瘢痕を含め軟骨膜上で切除
c:皮弁移動時
d:手術終了時
e:術後 10 か月時.トラップドア変形は認めない.

なお,我々は鼻尖部の再建においては横転皮弁と鼻唇溝皮弁の組み合わせも用いている(図 2).

5.全外鼻再建

特　徴 鼻翼部同様,皮膚だけでなく,支持組織と裏打ちの再建を意識する必要がある.

代表的な再建法 Expanded median forehead flap[15],Scalping forehead flap[16],遊離皮弁などが適応となる.

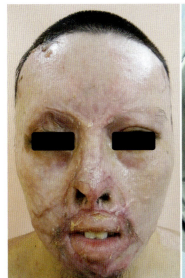
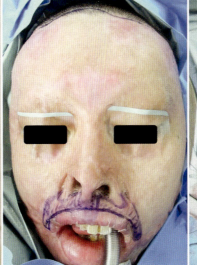
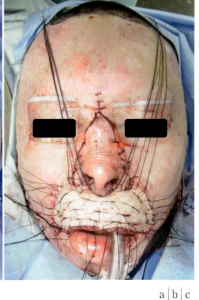

a|b|c
d

図 3.
鼻背の V-Y 皮弁と上口唇への全層植皮
症例 3：25 歳，男性
自殺企図で灯油をかぶり顔面熱傷後瘢痕拘縮となった．鼻柱と鼻翼基部に用いる部分以外の白唇部瘢痕を切除し，上腕内側よりワイヤーフレームを用いた全層植皮を施行．鼻尖部に volume を出すため，鼻背部全体を V-Y 皮弁として鼻尖部へ移動した．

- a：術前写真
- b：術前デザイン．上口唇瘢痕切除範囲をデザイン．鼻柱・鼻翼基部を上口唇瘢痕より作成するようにデザインした．
- c：上腕内側より上口唇に全層植皮をした．鼻尖部に volume を出す目的で V-Y 皮弁で鼻背全体を尾側に移動した．
- d：術後 3 年 7 か月．なお，下顎は supercharged OCP flap で再建している．

熱傷後瘢痕拘縮再建

外鼻熱傷後瘢痕の特徴として外鼻皮膚の創収縮が鼻翼・鼻尖部の頭側への牽引を引き起こし変形をきたすこと[17]，上口唇や頬部などの外鼻周囲皮膚も瘢痕となっていることが多いことなどが挙げられる．外鼻瘢痕拘縮の治療にあたっては外鼻のみが治療対象ではなく[18]，上口唇や頬部など周囲組織のひきつれを十分に取り除くことが肝要である．しかしながら鼻唇溝などの外鼻周囲皮膚も瘢痕となっていることが多いため，腫瘍切除時と比して局所皮弁が制限される場合がある．鼻翼再建には，鼻翼縁より頭側で皮膚を切開し，皮膚を尾側へ翻転し，上方茎の口唇皮膚横転皮弁で再建する方法[19]，翻転し鼻背部皮膚を脱上皮，下方茎真皮弁として巻くことで鼻翼部に volume を出して鼻背部に植皮する方法[20]，鼻背部に全層植皮を行い，後日横転皮弁で再建する方法[21]などがある．また，鼻翼・鼻尖部の頭側への牽引に対しては，鼻翼外側縁から鼻背部に向けて弧状切開をして鼻尖・鼻翼部を尾側へ移動(turn-down)し，鼻背へ全層植皮を行う方法[22]，鼻背部に頭側に凸の弧状切開を加え下方茎の翻転皮弁とし鼻尖・鼻翼部を再建し生じた raw surface に植皮を行う方法[23]がある．眉間部に V 字の先端をおいた鼻背部全体の下方茎 V-Y 皮弁を鼻尖部に寄せることもできる(図 3)．

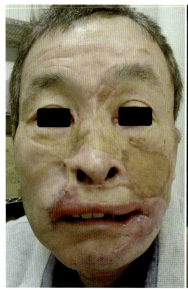
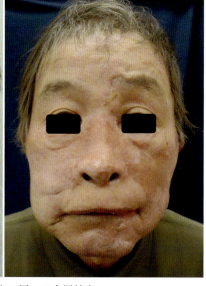

a|b

図 4. 鼻背と上口唇への全層植皮

症例 4：62 歳，男性
工場の爆発事故で硫酸を浴びて顔面化学損傷となった．前医で植皮術を施行されている．上口唇への全層植皮と鼻背から下眼瞼にかけての紡錘形の全層植皮を施行し鼻尖部に volume を寄せた．
a：顔面に植皮がなされている．鼻尖部は頭側へ，鼻翼は上外側に牽引されている．上口唇の拘縮と左頬部の肥厚性瘢痕を認める．
b：上口唇への全層植皮を施行した．また鼻背部植皮を切除，鼻尖部を押し下げ，鼻背部から下眼瞼にかけての全層植皮を施行した．なお眉間部は Z 形成，左頬部の肥厚性瘢痕は局所皮弁と Z 形成を施行している．

総じて，適宜鼻背への全層植皮を組み合わせながら，翻転皮弁を含む局所皮弁で鼻尖部に組織を寄せるイメージで再建を進めることとなる（図 4）．全外鼻再建を要する際には前項のごとく，Expanded median forehead flap, Scalping forehead flap, 遊離皮弁などが適応となる（図 5）．

まとめ

鼻の各部位でよく用いられる外鼻再建法を示した．通常の外鼻再建では局所皮弁が第 1 選択となる．高齢者の皮膚悪性腫瘍切除後再建時は入院期間の短縮化や侵襲の低減，整容面での許容範囲を患者とよく相談して再建法を決定する必要がある．熱傷後瘢痕拘縮においては上口唇など周囲組織への全層植皮も考慮する．全外鼻再建においては前額部を用いた皮弁か遊離皮弁が適応となる．

参考文献

1) Millard, D. R. Jr. : Aesthetic reconstructive rhinoplasty. Clin Plast Surg. 8 : 169-175, 1981.
2) Burget, G. C., Menick, F. J. : The subunit principle in nasal reconstruction. Plast Reconstr Surg. 76 : 239-247, 1985.
3) 岡田恵美，丸山　優：【整容面に配慮した皮弁】外鼻の再建．PEPARS．6：27-34，2005．
   Summary　外鼻の再建についてわかりやすく説明されている．
4) Rintala, A. E., et al. : Reconstruction of midline skin defects of of the nose. Scand J Plast Reconstr Surg. 3 : 105-108, 1969.
5) McGregor, I. A. : Fundamental Techniques of Plastic and Reconstructive Surgery. p184, Churchill Livingstone, Edinburgh, London and New York, 1975.
6) Rieger, R. A. : A local flap for repair of nasal tip. Plast Reconstr Surg. 40 : 147-149, 1967.
7) Rieger, R. A. : Lateral nasal (Miter) skin flap. Grabb's Encyclopedia of Flaps. 1st ed. Vol 1.

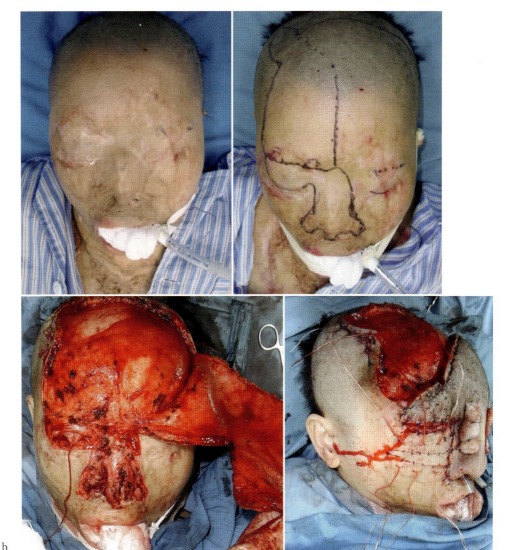
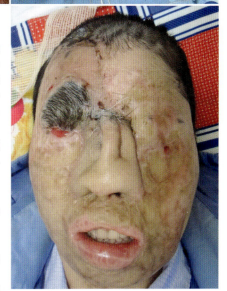

a	b
c	d
e	

図 5.
Scalping forehead flap
症例 5：20 代，女性．Acid attack による顔面化学損傷後瘢痕拘縮を認める．前額部皮膚は正常であり，前額部皮膚を用いた皮弁での再建を計画した．右眼窩部と鼻部の瘢痕を切除し Scalping forehead flap を挙上．ボルスターを用いて鼻背を形成，皮弁採取部には人工真皮を貼付した．右頬部にも植皮を追加した．初回手術より 5 週間後には皮弁を切り離し，右前額部に全層植皮術を施行した．

 a：術前写真．他の女性から強酸液体を顔面にかけられ受傷．角膜熱傷も受傷しており両眼瞼とも癒着しほぼ視力を失っており，外鼻は欠損している．
 b：術前デザイン．Scalping forehead flap をデザイン
 c：右上下眼瞼，鼻部の瘢痕皮膚を切除し，Scalping forehead flap を挙上した．
 d：手術終了時の状態．ボルスターを用いて鼻背を圧迫・形成し，皮弁の donor-site には人工真皮を貼付した．右頬部にも拘縮解除目的で 1 か所水平方向に切開を入れ，植皮を行った．
 e：5 週間後．皮弁は切り離され，右前額部に植皮を施行．有毛部は後日，眉毛再建に利用できるようにしている．

Strauch, B., et al., ed. pp162-164, Little, Brown and Co., Boston, 1990.

8) Marchac, D., Toth, B.：The axial frontonasal revisited. Plast Reconstr Surg. **76**：686-694, 1985.

9) Maruyama, Y., et al.：The axial nasodorsum flap. Plast Reconstr Surg. **99**：1873-1877, 1997.

10) Strauch, B., Fox, M.：V-Y bipedicle flap for resurfacing the nasal supratip region. Grabb's Encyclopedia of Flaps. Vol. 1. 1st ed. Strauch, B., et al., ed. pp169-172, Little, Brown and Co., Boston, 1990.

11) Converse, J. M.：Full-thickness loss of nasal tissue. Reconstructive Plastic Surgery. Vol. 2. Converse, J. M., ed. pp1209-1287, W. B. Saunders Co., Philadelphia, 1977.

12) 岡田恵美，大西　清：鼻唇溝皮弁による外鼻の再建．形成外科．**57**(3)：243-250，2014.

13) Dieffenbach, J. F.：Chirurgische Erfahrungen, besonders über die Wiederherstellung zerstörter Theile des menschlichen Körpers. pp27, Enslin, Berlin, 1830.

14) 荻野洋一：鼻翼．鼻の修復と再建．第 1 版．荻野洋一編．pp55-62，克誠堂出版，1996.
Summary　鼻の再建外科の歴史について詳しく記載されている.

15) Adamson, J. E.：Nasal reconstruction with the expanded forehead flap. Plast Reconstr Surg. **81**：12-20, 1988.

16) Converse, J. M.：New forehead flap for nasal reconstruction. Proc R Soc Med. **35**：811, 1942.

17) 竹内正樹ほか：局所皮弁による熱傷後外鼻変形に対する再建法の工夫．形成外科．**52**(12)：1397-1405，2009.
Summary　熱傷後の外鼻再建の特徴と部位ごとの再建について説明されている.

18) 秋元正宇ほか：全外鼻再建 6 例の経験．日頭頸顔外会誌．**18**(2)：142-148，2002.
Summary　腫瘍 2 例，火炎熱傷 3 例，電撃傷 1 例の顔面皮膚欠損部位の図示と全外鼻再建の手技が説明されている.

19) Feldman, J. J.：Reconstruction of the burned face in children. Pediatric Plastic Surgery. Serafin, D., Georgade, N., ed. pp588-599, Mosby, St. Louis, 1984.

20) Krastinova, D., Bach, C. A.：Secondary reconstruction of burned nasal alae using rolled dermal flap with overlying full-thickness skin graft. Eur Ann Otorhinolaryngol Head Neck Dis. **128**：1-6, 2011.

21) Erol, O. O.：Prefabricated vertical myocutaneous flap of the nose in facially burned patients. Plast Reconstr Surg. **96**：341-345, 1995.

22) Taylor, H. O. B., et al.：Nasal reconstruction after severe facial burns using a local turndown flap. Ann Plast Surg. **62**：175-179, 2009.

23) Hafezi, F., et al.：Single-stage aesthetic restoration of severely disfigured nose in burn injuries. Burns. **28**：512-518, 2002.

◆特集/鼻の再建外科

皮膚悪性腫瘍切除後の外鼻再建の工夫

山路佳久[*1] 三川信之[*2]

Key Words : 外鼻再建(nasal reconstruction),Redraping Concept,エステティックユニット(aesthetic unit),進展皮弁(advancement flap),質感(texture),構造(structure)

Abstract 皮膚悪性腫瘍切除後の外鼻部分欠損に対しての再建では,構造と質感の両方を再現することが理想であるが,複雑な3次元構造と特徴的な組織形態を有するため容易ではない.鼻半分下の領域での欠損に対して,隣接した残存組織での再建により理想的な質感の再現を行うことと,皮膚の組織形態の連続性を保持することを主軸とする Redraping Concept に基づいて再建を行い,良好な結果を得た.具体的な手技としては,頰部を含めた鼻全体皮下剝離と advancement による欠損部の被覆である.本 Concept は鼻の再建において有用な考え方であり,本稿ではその実際について述べた.

はじめに

悪性腫瘍切除後などの鼻部欠損に対しての再建では,構造と質感の両方を再現することが理想である.構造に関しては,土台となる骨,軟骨の構造が重要であるとともに,皮膚・軟部組織の厚みや硬さによって変化する.質感に関しては,頰部など顔面の他部位と比べて鼻尖,鼻翼部を中心に脂腺に富んだ組織形態を有した特有の質感が存在する.

欠損がある程度に限られる場合は隣接した残存組織での再建が質感の再現に最も有効と考える.我々は鼻半分下の領域での欠損に対しては,保持もしくは再建された構造の上に,欠損部周囲を剝離して全体的に進展移動し再被覆を行う手術法で再建を行っている.本手術法の考え方を Redraping Concept と呼称し,具体的なことを以下に述べる.

手術法

欠損部が鼻尖部中央,鼻外側部の2つの場合に分けて説明する.

① 欠損が鼻尖部中央の場合:鼻唇溝から鼻翼上縁に連なる切開を置き,鼻骨・軟骨膜上,頰部は脂肪中間層で剝離を行う.特に鼻骨上の剝離は皮膚の可動を十分に得るために重要である.また鼻翼溝と鼻唇溝がつながる上端部は残すようにし,頰部皮膚を進展した際に同部位上にくる部分に割を入れる.頭側方向への緊張の緩和には,必要に応じて眉間部に逆V字切開を加える(図1-a).

② 欠損が鼻外側の場合:同側の鼻唇溝に沿った切開,反対側の鼻唇溝から鼻翼上縁,鼻尖にかけて欠損下端に至る切開より同様に剝離を行う.皮膚を回転するような形で移動させて被覆する.頭側方向の緊張の緩和には,必要に応じて眼窩内側に沿った切開を行う(図1-b).

[*1] Yoshihisa YAMAJI,〒371-0811 前橋市朝倉町389番地1 前橋赤十字病院形成・美容外科,部長

[*2] Nobuyuki MITSUKAWA,〒260-8677 千葉市中央区亥鼻1-8-1 千葉大学大学院医学研究院形成外科学,教授

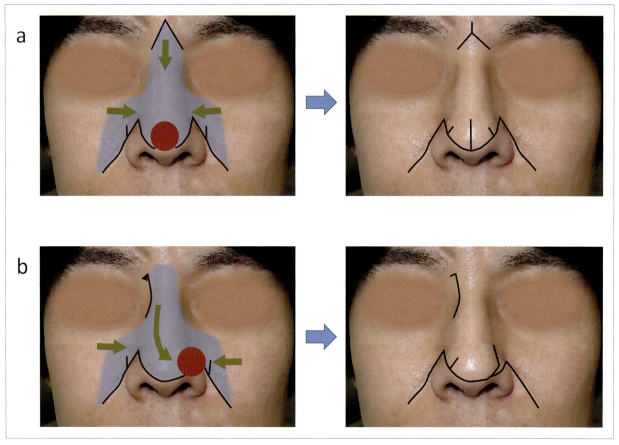

図 1. Redraping Concept による鼻部欠損の再建法
欠損部(赤丸),皮下剥離範囲(白青部),皮弁の移動方向(緑矢印),切開・縫合部(黒線)
a：欠損(赤丸)が鼻尖部中央の場合
鼻唇溝から鼻翼上縁に連なる切開を置き(黒線),鼻骨・軟骨膜上,頰部は脂肪中間層で剥離を行う(白青部).特に鼻骨上の剥離は皮膚の可動を十分に得るために重要である.また鼻翼溝と鼻唇溝がつながる上端部は残すようにし,頰部皮膚を伸展した際に同部位上にくる部分に割を入れる.頭側方向への緊張の緩和には,必要に応じて眉間部に逆V字切開を加える.
b：欠損が鼻外側の場合
同側の鼻唇溝に沿った切開,反対側の鼻唇溝から鼻翼上縁,鼻尖にかけて欠損下端に至る切開(黒線)より同様に剥離を行う(白青部).皮膚を回転するような形で移動させて被覆する.頭側方向の緊張の緩和には,必要に応じて眼窩内側に沿った切開を行う.

いずれの場合も移動した後に何か所か下床とアンカースーチャーを行い,後戻りと血腫を防ぐようにする.

当方法の実際

以下,当方法を用いた再建法を呈示する.

症例 1：鼻尖部
78 歳,男性(図 2)
ケラトアカントーマ全摘生検後の欠損に対して,本方法を施行した.鼻尖部中心よりやや左側に位置しており,皮膚は時計回りに回転するように移動させ,dog ear は鼻の中央ラインに生じるようにして被覆した(図 2-a～c).術後鼻の形態は良好であり,鼻部の創は目立たない(図 2-d, e).

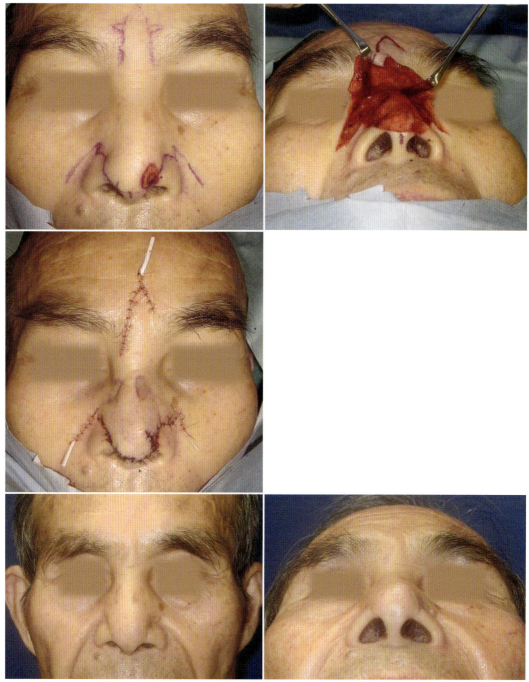

図 2. 症例 1：78 歳．男性．鼻尖部欠損
　a：デザイン
　b：皮下剝離後
　c：手術終了時
　d，e：術後 1 年半

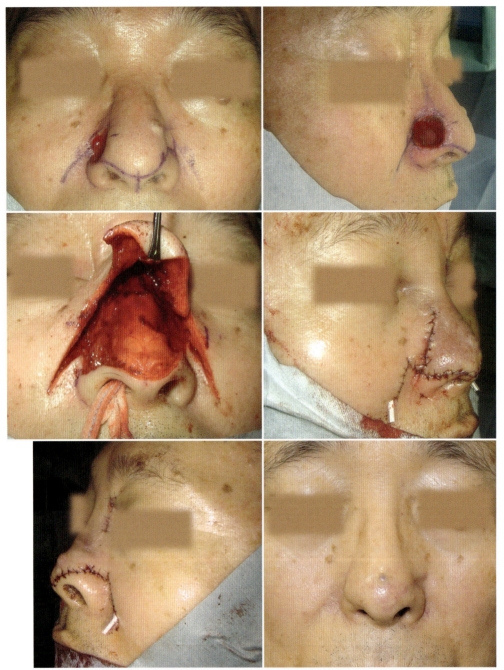

図 3. 症例 2：男性，右鼻翼・側壁部全層欠損
a, b：デザイン　　c：皮下剝離後
d, e：手術終了時　f：術後 1 年半

a | b
c | d
e | f

症例 2：鼻翼，鼻側壁部
67 歳，男性(図 3)

基底細胞癌切除により生じた右鼻翼，側壁部の全層欠損に対して，有茎鼻中隔軟骨粘膜弁により構造支持と粘膜再建を行い，当方法で被覆を行った(図 3-a〜e)．術後では右鼻翼部に皮弁の trap door 変形による bulky な形態を生じているが，全体としては良好な形態を保っており，また創の瘢痕も目立たない．術前に鼻背左側にあった色素性母斑が中央に移動している(図 3-f)．

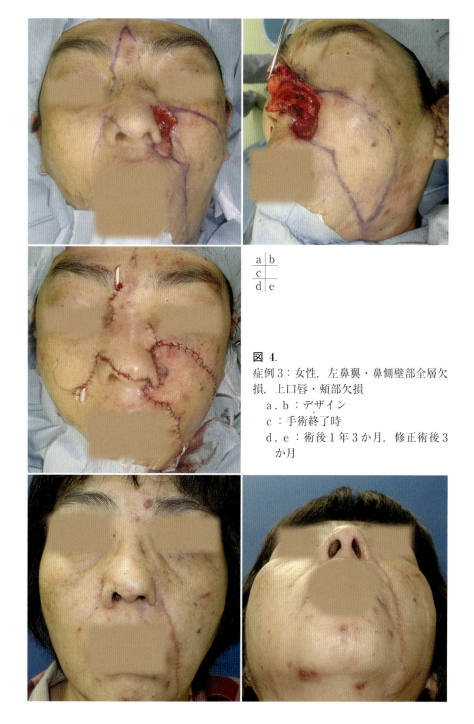

図 4.
症例 3：女性，左鼻翼・鼻側壁部全層欠損，上口唇・頰部欠損
　a，b：デザイン
　c：手術終了時
　d，e：術後 1 年 3 か月，修正術後 3 か月

症例 3：鼻翼，鼻側壁部，上口唇，頰部
62 歳，女性（図 4）

　鼻翼溝に存在した基底細胞癌切除により生じた全層欠損に対して，粘膜側は鼻骨下をドナーとした粘膜弁を作成して再建し，支持組織として耳介軟骨移植を施行した．頰部と上口唇部は頰部 VY 皮弁により再建し，鼻は反時計回りに回転させるように鼻部皮膚を移動して再建した（図 4-a〜c）．術後半年に鼻尖部と左側鼻唇溝の創の変形に対して修正術を施行した．修正術後 3 か月では，鼻孔の形態に左右差を認めるが，ある程度の対称性は保っている．また，修正した左側鼻唇溝の瘢痕は赤みがまだ目立つが，同時に修正術を施行した鼻尖部瘢痕は目立たない（図 4-d，e）．

考　察

一般的に外鼻上1/2では皮膚はある程度薄く可動性を有し皮脂腺は少ないが，下1/2の鼻尖，鼻翼では皮膚の厚さを増し，可動性はなくなり，多くの皮脂腺を有する特徴をもつ[1][2]．その両者の組織形態は徐々に連続して変化している．

Redraping Concept は，隣接した残存組織での再建により理想的な質感の再現を行うことと，皮膚の組織形態の連続性を保持することを本軸としており，具体的には皮弁の移動を transposition ではなく，advancement させて欠損部の被覆を行う．

実際のデザインでは aesthetic subunit 原理[3]を考慮して行うが，subunit のうち鼻翼は隣接する部位と溝をもって境界を形成しており，切開を行う上でこの溝を残す，または溝上に縫合創を配置するようにデザインを行う．一方，側壁と頬部は連続した平面であり，同部位は切開せずに連続して頬部から進展させることが axial nasodorsum flap[4][5]などと異なる点である．鼻背から頬部にかけて平坦になりやすい可能性はあるが，実際は血腫を生じなければ経過観察のみで以前の形態に戻る印象である．

鼻尖部での切開線は鼻翼上溝に連なるようになだらかなデザインとしており，脂腺に富む鼻尖，鼻翼部の創は概して瘢痕が目立ちづらいため，創の位置よりは生じ得る dog ear がなるべく鼻中央にくるように配慮している．

全層欠損では先に皮弁や骨，軟骨移植を併用して構造の再建を行うが，鼻部の皮膚は広範囲皮下剥離をするため，裏打ちを構成する皮弁や粘膜弁の血流を十分考慮する．

移動に関しては，欠損が鼻の正中にくる場合以外はrotation advancement の形で被覆となる．移動に伴い頭側への緊張を生じるため，眉間部での切開により緊張を緩和し伸展させるが，欠損が大きい場合は鼻孔の形態に変形が出やすい．欠損は

25 mm までは十分対応可能であるが，後戻りを起こさないよう，また血腫防止のためにアンカリングスーチャーを何針かかけておくことが重要と考える．

鼻尖部欠損に対する advancement flap の報告は散見する[6]～[8]．本法は術式としては過去に報告のある皮弁を組み合わせたもので，新しいものではないと考えるが，鼻尖から鼻翼・外壁まで，そして鼻背下部にも応用でき得る，有用な鼻の再建の考え方の1つとして捉えていただけたら幸いである．

参考文献

1) Burget, G. C. : Aesthetic Reconstruction of the Nose. Plastic Surgery(2nd ed). Vol Ⅱ : Head and Neck. Part 1. Mathes, S. J., ed. pp573-648, Elsevier, Philadelphia, 2006.
2) Rohrich, R. J., et al. : Nasal reconstruction. Grabb and Smith's Plastic Surgery.(5th ed). Aston, S. J., eds. pp513-528, Little, Brown and Co., Boston, 1997.
3) Burget, G. C., Menick, F. J. : The subunit principle in nasal reconstruction. Plast Reconstr Surg. **76** : 239-247, 1985.
4) Marchac, D., Toth, B. : The axial frontonasal flap revisited. Plast Reconstr Surg. **78** : 686-694, 1985.
5) Maruyama, Y., Iwahira, Y. : The axial nasodorsum flap. Eur J Plast Surg. **22** : 270-272, 1997.
6) Goldberg, L. H., Alam, M. : Horizontal advancement flap for symmetric reconstruction of small to medium-sized cutaneous defects of the lateral nasal supratip. J Am Acad Dermatol. **49** : 685-689, 2003.
7) Cerci, F. B. : Versatility of advancement flaps for nasal reconstruction following Mohs' micrographic surgery. An Bras Dermatol. **93** : 719-722, 2018.
8) Inozu, E., et al. : Pincer flap for reconstruction of nasal tip defects. J Craniofac Surg. **27** : 769-771, 2016.

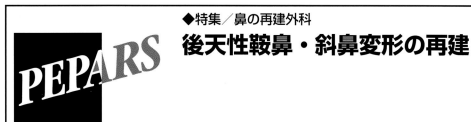

◆特集/鼻の再建外科
後天性鞍鼻・斜鼻変形の再建

吉牟田　浩一郎*

Key Words：鞍鼻(saddle nose)，斜鼻(twisted nose)，鼻骨骨切り術(nasal osteotomy)，軟骨移植術(cartilage graft)，鼻中隔矯正術(septoplasty)，骨移植術(bone graft)

Abstract　外傷後変化や自己免疫疾患，特発性などにより生じる後天性の鞍鼻・斜鼻変形は形成外科では比較的よく遭遇する病態である．患者は耳鼻咽喉科を受診するケースも多いと思われるが，形成外科で治療が可能だという認識がない耳鼻科医も少なくないと思われるので，潜在的な患者はさらに多いかもしれない．

　治療は整容的改善が目的となることが多く，様々な術式があるが，鼻骨骨切り術，鼻中隔矯正術，骨移植術，軟骨移植術，鼻翼軟骨形成術を単独，あるいは組み合わせて治療を行っている．

　術式選択に際し，診察上，変形の部位・程度を評価することは当然であるが，客観的に変形の責任部位を評価したうえで術式を決定することにより良好な結果が得られると考える．筆者は鞍鼻・斜鼻変形の責任部位による術式選択のプロトコルを作成し，主に術前のCT画像で変形の責任部位を評価して術式を決定している．

　責任部位の評価と術式決定および実際の手技について述べる．

はじめに

　後天性の鞍鼻・斜鼻変形は陳旧性鼻骨骨折等の外傷，特発性の鼻骨変形や鼻中隔弯曲症，多発血管炎性肉芽腫症(以前はウェゲナー肉芽腫症と称されていた疾患)，不適切な耳鼻科手術や美容外科手術等で生じ得る．鼻腔通気障害等の機能障害があることもあるが，主訴は整容面であることが大半であり，治療は整容的改善が目的となることが多い．

　上述の通り鞍鼻・斜鼻といってもその原因は多様なため，患者個々の病態に応じて適切な治療法，術式を選択する必要がある．

　適切な術式の選択のためには外鼻変形の程度とその原因となる責任部位を評価する必要があり，それに基づいて術式を決定する．そのプロトコルと実際の術式について述べる．

責任部位とその評価

1. 責任部位

　外鼻変形の責任部位となり得るのは，鼻骨・骨性鼻中隔・鼻中隔軟骨・鼻翼軟骨・皮膚である．皮膚性の外鼻変形は瘢痕拘縮形成術の適応となると思われるが，主旨から外れるため今回は除外する．

2. 評　価

　病歴および視診・触診，他覚的にはCTで評価する．外傷歴や手術歴，内因性疾患についてはその病歴と治療歴等を聴取するのはもちろんのことであるが，視診・触診とCT撮影を行い責任部位と変形の程度を評価・確認する．鼻骨および鼻中隔の変形はCTで容易に評価可能であるが，鼻翼軟骨の変形が原因の場合は診察所見も重要である．

---

* Koichiro YOSHIMUTA, 〒802-8517　北九州市小倉北区東城野町1番1号　北九州総合病院形成外科，部長

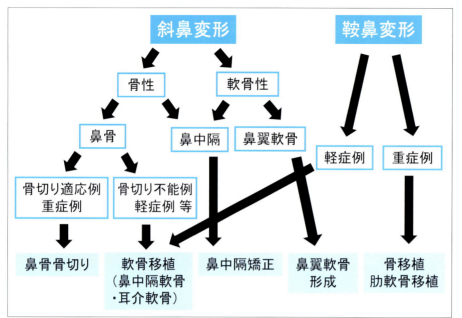

図 1. 治療のプロトコル

術式の決定

外鼻変形の種類，責任部位とその程度により術式を決定する(図1)．ただし，組織移植等を伴う治療も含まれるため，患者の全身状態や患者希望も考慮すべきである．

1．鞍鼻変形

筆者が鞍鼻変形に対して行っているのは骨移植術と軟骨移植術である．鞍鼻変形の責任部位は鼻骨か鼻中隔であるが，鞍鼻変形の場合はこのいずれであっても治療の基本的戦略は組織移植による augmentation である．

通常，鞍鼻変形では鼻根部から鼻背正中に直線状に自家骨移植を行っている．移植骨は腸骨や肋(軟)骨も考慮されるが，前者は骨吸収等の問題から，利き手側の頭蓋骨外板を用いている．

変形の程度と患者の希望も加味し，鞍鼻の程度が軽度のものについては陥凹部位に適量の自家軟骨を移植している．移植軟骨は鼻中隔軟骨または耳介軟骨であるが，鞍鼻変形の場合，鼻中隔軟骨は変性・変形や外科的切除後であることも少なくない上，鼻中隔軟骨採取自体に鞍鼻変形のリスクがあるため，鼻中隔弯曲症合併例などでなければ耳介軟骨を用いることが多い．

2．斜鼻変形

斜鼻変形に対しては鼻骨骨切り術，軟骨移植術，鼻中隔矯正術，鼻翼軟骨形成術を単独または組み合わせて行っている．

A．鼻骨性斜鼻

陳旧性鼻骨骨折や特発性の鼻骨変形など，鼻骨が責任部位である骨性斜鼻に対しては鼻骨骨切り術を行っている．基本的には左右の内側骨切りと外側骨切りを行う．

責任部位が鼻骨の場合であっても，軽傷例や陳旧性鼻骨骨折で比較的受傷後の年数が浅く骨折部が十分骨癒合していない例などは軟骨移植を選択する．左右ができるだけ対称となるよう適量の軟骨を移植する．移植軟骨は鼻中隔軟骨または耳介軟骨であるが，斜鼻変形の場合，鼻中隔弯曲を伴っていることも多く，後述する鼻中隔矯正術を同時に施行する場合はその際に摘出される鼻中隔軟骨を用いる．

B．鼻中隔性斜鼻

鼻中隔が責任部位の斜鼻変形は大半が鼻中隔弯曲症による斜鼻変形であるので鼻中隔矯正術を行う．具体的には鼻中隔軟骨の切除と必要に応じて骨性鼻中隔の切除も行う．

C．鼻翼軟骨性斜鼻

鼻翼軟骨の変形は外傷，特発性，耳鼻科や美容外科手術後などに生じる．後天性について述べているため口唇裂に伴う変形については言及を避ける．鼻翼軟骨の変形単独で斜鼻変形が生じること

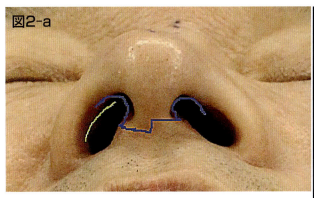
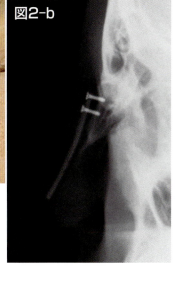

図 2-a, b.
手術手技
　a：黄；鼻限切開のデザイン
　　青；Open rhinoplasty のデザイン
　b：移植骨の固定

は少なく，他部位にも斜鼻変形の責任部位があることが多いため他の術式との組み合わせとなるが，鼻翼軟骨変形の修正を行う場合は Open rhinoplasty を行っており，鼻翼軟骨変形の矯正と，必要に応じて軟骨移植を要する．この場合の移植軟骨は同一術野より採取できる鼻中隔軟骨がよい．

手術手技

実際の手術手技について述べる．

1．鞍鼻に対する骨移植術

左右どちらかの鼻限(図 2-a；鼻前庭の上縁，鼻前庭と鼻腔の境界線)を切開しアプローチする．術者が右利きの場合は右がよいと思われるので以後は右切開の手順を述べる．皮膚切開をするとそこは外鼻軟骨下端にあたるので，頭側へ外鼻軟骨表面の軟骨膜上に入る．剪刀を用いて外鼻軟骨膜上をある程度鈍的に剝離したら同じ層で鼻背正中へ剝離し，そこから頭側へ剝離する．このまま頭側に鈍的に剝離すると鼻骨骨膜上となるので鼻骨下端から骨膜剝離子を用いて骨膜切開をして鼻骨骨膜下に入り，その層で移植骨挿入予定の範囲を剝離しポケットを作成する．剝離範囲は術後の移植骨移動を防ぐため最小限とする．

次いで頭蓋骨外板の採取であるが，体位変換なしで仰臥位にて可能である．鼻背への移植骨として必要なサイズは症例にもよるが，およそ長さ 4〜5 cm×幅 1 cm 以下で十分なことが多い．利き手側の頭頂部にＳ字型に皮膚切開し，採取予定範囲より一回り大きめに骨膜上で剝離してメスで骨膜をコの字型に切開する．骨膜を骨膜剝離子で剝離して皮質を露出させパワーツールとサイドカッティングバーで板間層からの出血がある深さまで採取する外板の輪郭の溝を削る．採取する外板の板間層にノミを入れられるように，溝の外側の皮質骨をノミで削骨したのち，曲ノミを採取する部位の板間層に入れ外板を採取する．ノミは全周性に少しずつ入れていき，ある 1 か所だけが深くなりすぎないようにすることで，採取する外板が割れてしまうことを予防する．板間層からの出血をボーンワックスで止血し，縫合閉創後タイオーバー固定を行う．

採取した骨をパワーツールと各種バーやリュウエル等を用いて表面を平滑化し適切な形態・サイズに加工する．外鼻に作成したポケットに移植骨を挿入するが，頭蓋骨外板は頭蓋骨の球体から採取しているためなだらかなカーブ状であり，その凸面を前面にするか後面にするかは挿入してみて形態を見て判断する．移植骨の長さが長い場合や外鼻の軟部組織の硬さや量などの要因により移植骨が鼻根部で下床の鼻骨から浮いてしまうことがあり，そのギャップが少しで整容的にも問題ない場合はそのままでもよいが，ギャップが大きい場合は整容的にも機能的にも問題となる．この場合は鼻根部を横方向に 1 cm 程度皮膚切開し移植骨の頭側と鼻骨を中顔面用のチタンスクリュー 2 本で固定する(図 2-b)．鼻根部に切開を置くのはた

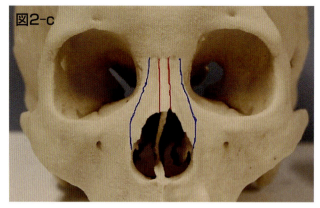

図 2-c. 手術手技
c：赤：鼻骨内側骨切り
　　青：鼻骨外側骨切り

められるかもしれないが，経験上瘢痕は長期的にあまり問題とならない．

以前は鼻背の移植骨を左右から挟み込むようにボルスター固定を行っていたが，逆に移植骨が予想外の位置に動いてしまうことがあり，何もしないか外鼻シーネのみの装着としている．

2．鞍鼻に対する軟骨移植術

鞍鼻に対する骨移植術と同様に片側鼻限を切開してアプローチする．ポケットの作成も前述の通りである．骨移植と異なるのは剝離範囲であり，軟骨挿入に必要な通り道と挿入予定範囲のみを剝離しポケットを作成する．骨移植と同様に移植軟骨移動予防のため剝離は最小限がよい．軟骨挿入部位と範囲は症例によって異なるが，主たる目的が陥凹部位の augmentation であることを考えると自然と決まる．注意点としては，移植軟骨のサイズの割に予想するほど augmentation されない印象があるので軟骨採取は大きめにしておく方が無難である．

軟骨採取についての手技は割愛するが，採取軟骨の加工も骨と比べると容易であり，数枚を重ねて縫合し立体的な形態を作成することも可能である．

術中所見で移植軟骨が創内でほぼ移動しないようであれば術後は外鼻シーネのみでよいが，移植軟骨の移動が懸念される場合は軟骨にかけた縫合糸を創内から皮膚側に出してボルスター固定をすることもある．

3．骨性斜鼻に対する鼻骨骨切り術

骨性斜鼻に対しては左右の内側・外側骨切り術を行う（図 2-c）．

両側の鼻限切開でアプローチし，左右とも皮膚側外側軟骨膜上で頭側に剝離し，鼻骨下端に到達する．鼻骨下端までを内側から外側まで十分に剝離しておく．このままのレイヤーで頭側へ剝離すると鼻骨骨膜上に入るため，鼻骨下端からは骨膜下に入る．骨膜下に入るためには，鼻骨前面の下端ぎりぎりに骨膜剝離子で骨膜切開し，そこから骨膜切開を広げるように鼻骨前面を内外側・鼻根部まで十分に剝離する．これにより鼻骨前面は骨膜下で左右が連続する．次いで鼻骨下端に戻り鼻骨後面を骨膜下剝離するが，鼻骨前面の骨膜切開部から鼻骨下端方向に骨膜下剝離し下縁で後面の骨膜下に入らなければならない．この下縁の骨膜下剝離がやや難しく，無理をすると鼻粘膜穿孔するため骨膜剝離子で丁寧に剝離するしかない．鼻粘膜穿孔すると縫合閉鎖は困難で，術中および術後の出血コントロールが難しくなる．1か所鼻骨後面骨膜下に入れば，後はそれを左右に広げるように剝離すると下端が剝離完了し，鼻骨後面も左右・鼻根部まで十分に剝離を行う．

次いで骨切りに入るが，片側ガード付きの曲ノミ2本を用いる（図 2-d）．外側骨切り，内側骨切りともにノミのガード面が皮膚側になるように曲

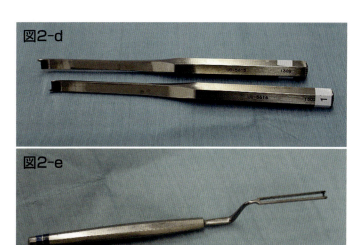

図 2-d, e.
手術手技
　d：ガード付き曲ノミ
　e：バリンジャー回転刀

ノミを入れて骨切りする．ノミのガードを皮膚側から触診で触れることができるので，これを常時確認しながら骨切り線がずれないようにノミを入れる角度を調整する．この際，鼻腔粘膜の保護は助手が行う．骨切りするうえで最も注意すべき点であるが，内側骨切りはできるだけ内側に行い，外側骨切りはできるだけ外側で鼻骨上顎縫合より外側に行うという点であり，これができなければ形態的改善が不十分となる．内側骨切りと外側骨切り線は鼻根部まで行うが両骨切り線を交わらせる必要はなく，筆者は水平骨切りも行っていない．

ここから，斜鼻を改善させる方向に外鼻表面から徒手的に骨折させる．骨切りが十分であればこの骨折で自然と斜鼻が改善し整復位になることが多いが，整容的改善が不十分な場合はワルシャム鉗子を鼻腔内に挿入して骨性鼻中隔を若木骨折させる．

整復位で固定するため以前は骨切りした鼻骨骨片をピンニングしていたが，思わぬ位置に固定されることがあり，現在術後の固定は鼻骨骨折整復後と同様に数日の鼻腔内パッキングガーゼ留置と 1 週間の外鼻シーネのみとしている．

4．鼻中隔性斜鼻に対する鼻中隔矯正術

弯曲した鼻中隔軟骨および骨性鼻中隔(篩骨正中板と鋤骨)の切除を行う．

執刀前に鼻中隔前方からエピネフリン入りリドカイン液を左右の鼻中隔軟骨膜下に注入し hydro dissection しておくと後の剥離が容易である．

鼻中隔前方で鼻柱と平行方向に粘膜切開を行うが，鼻中隔弯曲症例のため鼻腔の大きさに左右差があり，広い方の鼻中隔を軟骨膜まで確実に切開する．軟骨膜下に入ってしまえば骨膜剥離子での剥離は比較的容易であるが，層を誤ったり，鼻中隔弯曲症例なので弯曲部などを不用意に剥離したりすると粘膜穿孔を起こしやすいので CT 画像を参考にしながら層を間違うことなく丁寧に剥離する．鼻中隔粘膜穿孔が左右に及ぶと最悪の場合，鼻中隔瘻孔を残す．片側の鼻中隔軟骨および骨性鼻中隔を十分に剥離したら対側の剥離を行う．粘膜切開部で粘膜切開と平行に，鼻柱側に 1 cm 弱程度軟骨を残す位置で軟骨を切開する．軟骨のみを切開したいので丁寧に行い，確実に対側の軟骨膜下に入る必要がある．軟骨膜下に入れば剥離は前述の通りである．

剥離が終了したら鼻中隔軟骨の切除を行う．鼻背側と鼻柱側には 1 cm 弱程度は軟骨を残す必要があり，これを切除しすぎると術後鞍鼻変形を残す．鼻中隔軟骨鼻背側と鼻柱側は剪刀を用いて切離する．鼻中隔軟骨後縁と下縁は骨と接合しているため，バリンジャー回転刀(図 2-e)を用いて骨組織をバリンジャーの先で感じながら，軟骨と骨の接合部を切離する．これにてすべての方向で切離され弯曲鼻中隔軟骨が摘出できる(図 2-f)．

骨性鼻中隔については突出・弯曲部位があれば

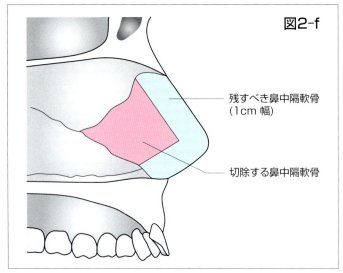

図 2-f. 手術手技
f：鼻中隔軟骨の切除

その部位をワルシャム鉗子等で左右から挟んで骨折させて切除する.

粘膜を縫合し，圧迫目的に両側鼻腔内に軟膏ガーゼをパッキングして終了する.

5．鼻翼軟骨矯正術

Open rhinoplasty での鼻翼軟骨矯正および鼻中隔軟骨移植を行う.

鼻柱をまたいで左右の鼻翼軟骨下まで切開を延長し open approach とする．鼻柱の切開は step-ladder や W 型にしている（図 2-a）．鼻柱から皮膚軟部組織を軟骨膜上で鼻尖方向に剥離し，左右の鼻翼軟骨・外鼻軟骨皮膚側面を十分に展開する．左右の鼻翼軟骨内側脚間も剥離して中央で分離する．

鼻中隔軟骨を採取する際はこのまま後方まで剥離すると鼻中隔軟骨膜上の層となるので十分に剥離・露出して鼻中隔軟骨を必要量採取するが，前述の鼻中隔矯正術の際と比べ直視下に軟骨採取できるので手技は比較的楽である．これも前述の通りであるが，鼻背側と鼻柱側に 1 cm 程度の軟骨を残す必要がある．

この時点で斜鼻変形の原因となっている瘢痕性癒着等は解除されていると思われるが，鼻翼軟骨と鼻腔側皮膚粘膜の癒着があり斜鼻変形の原因となっているのであれば，これも剥離しておく必要がある．

採取した鼻中隔軟骨を挟むように左右の鼻翼軟骨内側脚間に移植し強固な鼻柱を作成する．軟骨を移植する向きなどは移植軟骨のカーブの形態や鼻翼変形の状態によって調節する必要があるが，通常は平坦な軟骨を正中に移植するのがよい．移植した軟骨と左右の鼻翼軟骨を貫通して数針縫合し移植軟骨を固定する．軟骨移植をしない場合は左右の鼻翼軟骨内側脚を適切な位置で縫合し斜鼻変形を修正する．

皮弁を戻し，皮膚粘膜を縫合し，両側鼻腔内に軟膏ガーゼまたは綿球をパッキングして終了する．ボルスター固定などは行っていない．

症　例

症例 1（図 3）：35 歳，男性

仕事中，鉄球があたり鼻骨・鼻中隔骨折を受傷され当科で整復術を行ったが高度粉砕のため整復不十分で鞍鼻変形となった．鞍鼻変形に対し受傷後 6 か月に修正術を施行した．鞍鼻変形の責任部位は鼻骨および骨性鼻中隔と考え，頭蓋骨外板移植を行った．術後 6 か月では，鼻中隔骨折部の左鼻腔への突出による違和感の訴えがあるが整容的改善が得られている．

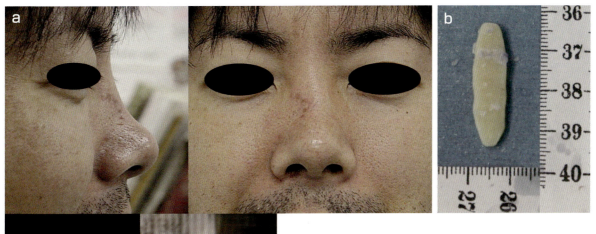
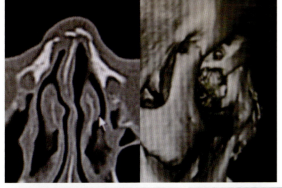
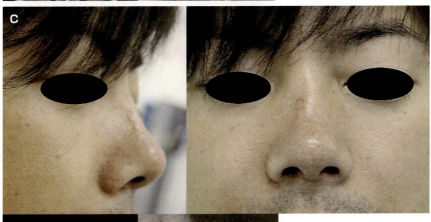
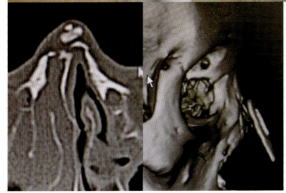

図 3.
症例 1：陳旧性鼻骨骨折・骨性鞍鼻
　a：術前
　b：挿入する頭蓋骨外板
　c：術後 6 か月

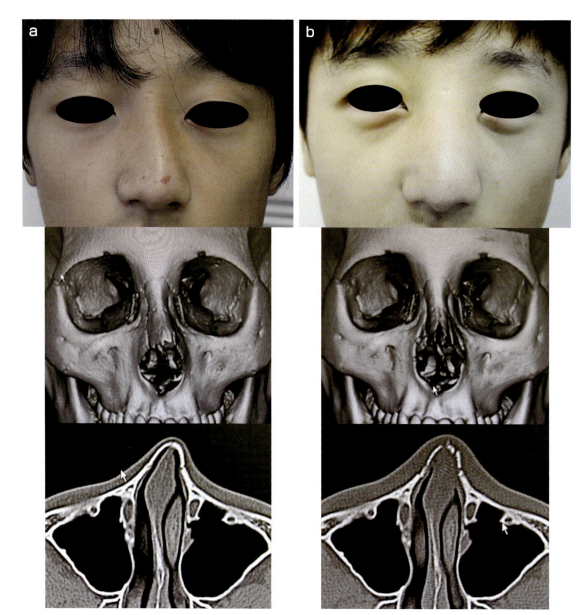

図 4. 症例 2：特発性・鼻骨性斜鼻
　a：術前
　b：術後 2 か月

症例 2（図 4）：14 歳，男性

3 年前から誘因なく斜鼻変形が出現し徐々に進行したため当科受診．斜鼻変形の責任部位は鼻骨であると判断したが，鼻中隔弯曲症も伴っていたため鼻骨骨切り術と鼻中隔矯正を行った．術後 2 か月でやや矯正不足の印象もあるが斜鼻変形の改善を認めている．

症例 3（図 5）：57 歳，男性

警備員の仕事中，犯人より膝蹴りを受け鼻骨骨折を受傷．他院で整復術を受けたが整復不十分で斜鼻変形となったため当科受診．受傷後 5 か月で修正術を施行した．斜鼻変形の責任部位は鼻骨であると考えたが，受傷後 5 か月で鼻骨骨癒合を認めないため鼻骨骨切りは不可能と判断し，軽度の鞍鼻も合併していたことから鼻背陥凹部に鼻中隔軟骨移植を施行した．術後 7 か月で，本人は鼻背挫創後瘢痕を気にしているが斜鼻変形は改善している．

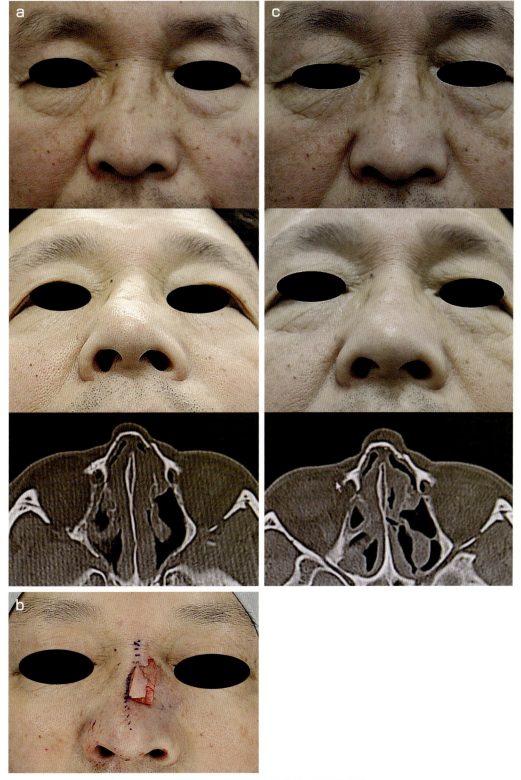

図 5. 症例 3：陳旧性鼻骨骨折・鼻骨性斜鼻
 a：術前
 b：術中．鼻中隔軟骨移植
 c：術後 7 か月

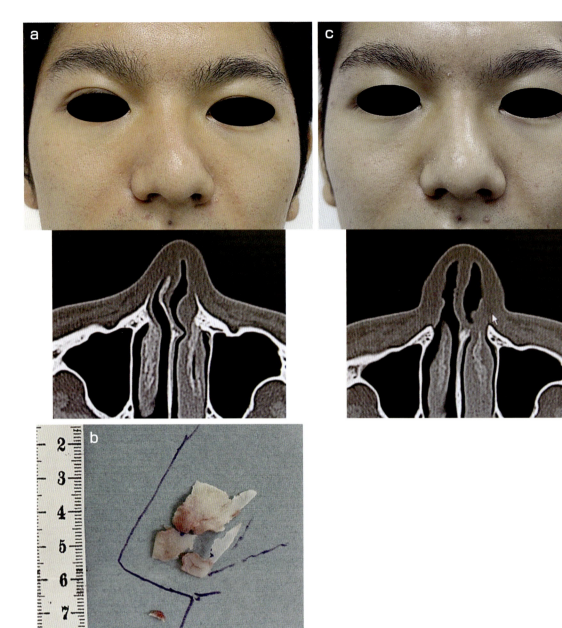

図 6. 症例 4：特発性・鼻中隔性斜鼻
　　a：術前
　　b：摘出した鼻中隔軟骨
　　c：術後 6 か月

症例 4（図 6）：23 歳，男性

約 7 年前から誘因なく斜鼻変形が出現し徐々に進行したため当科受診．斜鼻変形の責任部位は骨性・軟骨性の鼻中隔と判断し，鼻中隔矯正術を施行した．術後 6 か月で斜鼻は著明に改善を認める．

症例 5（図 7）：63 歳，女性

詳細不明であるが，18 歳の時，何らかの手術操作を鼻翼部に受け，30 歳ごろより徐々に斜鼻変形が進行したとのことで当科受診．斜鼻変形は鼻翼軟骨と皮膚の癒着が原因と判断し，Open rhinoplasty による鼻翼軟骨矯正術を施行．術中判断で鼻背に余剰の軟骨移植も追加した．術後 5 か月で軽度の斜鼻変形が残存しているが改善は認める．

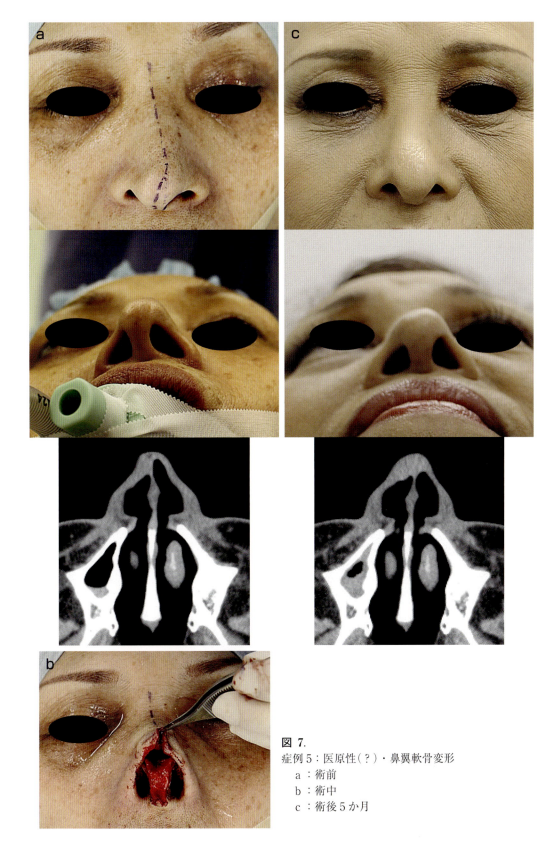

図 7.
症例 5：医原性（？）・鼻翼軟骨変形
　a：術前
　b：術中
　c：術後 5 か月

まとめ

後天性鞍鼻・斜鼻変形の評価から術式決定，およびその手技について述べた．

参考文献

1) 酒井成身：鼻の形成外科(Rhinoplasty). 耳鼻展望. **54**(3)：157-167，2011.
2) 菅原康志：整鼻術の標準的方法. 形成外科. **50**：259-267，2007.
3) 今井啓道：【口唇裂二次修正術】鼻中隔軟骨利用による外鼻修正術. PEPARS. **28**：72-78，2009.
4) 本多孝之ほか：斜鼻—骨切りによる治療法—. 形成外科. **55**：823-830，2012.
5) 佐久間文子ほか：斜鼻—鼻骨骨切り術と鼻中隔弯曲矯正術の一期的手術—. 形成外科. **55**：831-841，2012.
6) 小室裕造：鞍鼻—骨移植による治療法—. 形成外科. **55**：851-857，2012.

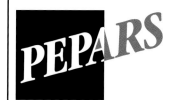

◆特集/鼻の再建外科
鼻の機能改善を考慮した外鼻形成術

積山真也[*1] 細川 悠[*2] 宮脇剛司[*3]

Key Words：外鼻形成術(rhinoplasty)，外鼻変形(nasal deformity)，鼻閉(nasal obstruction)，鼻中隔前弯(caudal deviation)，鼻弁狭窄(nasal valve obstruction/collapse)，鼻中隔外鼻形成術(septorhinoplasty)

Abstract　外鼻変形と鼻閉は密接に関与しており，外鼻形成術は整容面の改善だけでなく，機能面の改善を考慮しなければならない．特に，鼻中隔前弯，鼻弁狭窄，外鼻変形に伴う鼻閉に対しては，美容外科手技を取り入れたオープンアプローチ法での外鼻形成術(OSRP；open septorhinoplasty)が有効である．その治療の中心は鼻中隔の矯正，特に外鼻の支持骨格であるL-strutの弯曲解除・正中化・補強にある．また，鼻弁狭窄に伴う鼻閉の場合は術前に鼻弁の拡大部位および骨格の補強部位を明示することが大切である．本稿では，OSRPの適応，術前評価，OSRPの術式と治療戦略，周術期管理につき述べる．

はじめに

鼻は整容面と機能面を兼ね備えた表裏一体の構造物であり，外鼻変形と鼻閉は密接に関与している．すなわち，外鼻形成術は整容面の改善のみではなく機能面の改善を考慮したfunctional rhinoplastyでなければならない．当施設では形成外科と耳鼻咽喉科とが協力し，外鼻形態と鼻気道の同時治療を行っている．特に，従来から耳鼻咽喉科で行われている鼻中隔矯正術では改善困難な鼻中隔前弯や鼻弁狭窄，外鼻変形に伴う鼻閉に対しては，美容外科手技を取り入れたオープンアプローチ法での外鼻形成術(OSRP；open septorhinoplasty)が有効である．本稿では，鼻中隔前弯と鼻弁狭窄の術前の評価法とOSRPによる治療戦略に重点を置く．

機能改善を考慮した外鼻形成術

治療計画は病態の理解に基づき行うことが重要である．病態は多岐にわたるが，治療の中心は鼻中隔の矯正，特に外鼻の支持骨格であるL-strutの弯曲解除・正中化・補強にある．従来から行われている鼻中隔矯正術には様々な報告があるが，治療は鼻中隔後方の弯曲の"removal surgery"で，L-strutを温存するという点では共通している．これらの術式では，前弯や上弯などのL-strut自体の弯曲への対応は困難である．一方，OSRPでは，removal surgeryに加えL-strutを直視下に矯正・補強ができ，鼻弁狭窄の治療にも対応可能で，外鼻変形も同一視野に矯正できる"plastic surgery"を可能にする(図1)．L-strutの弯曲修正を要する症例，鼻弁狭窄症例，外鼻変形を伴う症例はOSRPのよい適応となる．

[*1] Shinya TSUMIYAMA, 〒105-8471　東京都港区西新橋3-19-18　東京慈恵会医科大学形成外科学講座，助教
[*2] Yu HOSOKAWA, 同大学耳鼻咽喉科学講座
[*3] Takeshi MIYAWAKI, 同大学形成外科学講座，主任教授

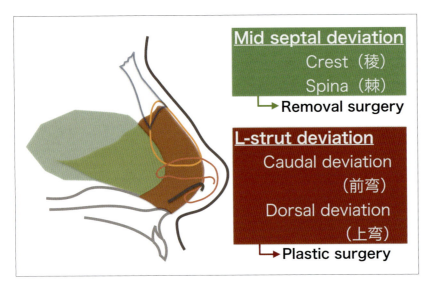

図 1.
鼻中隔矯正術と外鼻形成術の基本概念
緑：鼻中隔矯正術：鼻中隔後方の弯曲の除去
赤：外鼻形成術：L-strut の弯曲の補強と矯正

術前評価

1．病歴の聴取

外傷歴や治療歴等，鼻に関する詳細な病歴の聴取を行う．鼻の骨格の大部分を占める軟骨の亀裂や変形，鼻中隔矯正術後症例の L-strut は CT や MRI 等の画像検査でも描出困難なため，術前のプランニングに病歴聴取は不可欠である．また，インプラントやフィラー等の施術歴の確認を行う．

2．外鼻形態の評価

外表からの規格写真撮影や 3D カメラ撮影では，鼻背，鼻尖，鼻柱，鼻孔，鼻翼，および顔のランドマークから顔面非対称の有無を観察し，顔全体の中での鼻のバランスを評価する．特に，鼻背の評価は正面からよりも患者の頭側から診察するとわかりやすい[1]．CT による画像検査では，鼻の骨格や hump の部位を確認する．また，規格写真での外鼻形態と CT 検査での鼻の骨格が一致しているかを評価する．一致しない症例では骨格の矯正により外鼻変形が強調される可能性があることに留意し[2]，修正の対象部位を決定する．

3．鼻機能の評価

鼻閉には 2～3 時間周期に左右の鼻粘膜が交互に肥厚することで起こる生理現象（nasal cycle）と病的なものとの区別が必要である．病的鼻閉には，慢性副鼻腔炎やアレルギー性鼻炎など鼻粘膜の肥厚に伴うもの，鼻中隔弯曲症など鼻のフレームワークの変形に伴うものなど，前鼻鏡検査で観察できる部位が大部分であるが，鼻内手術後に起こるとされるエンプティーノーズ症候群やアデノイド等の鼻以外に原因があるものもある．

CT は必須の検査である．鼻中隔前弯は，梨状孔および下鼻甲介前端より前方の鼻中隔軟骨の弯曲と定義[3]され，つまり L-strut の caudal end 10～15 mm の部位を指し，axial 断面と coronal 断面から総合的に評価する必要がある．先行外傷等の明らかな原因がない場合もあれば，鼻中隔軟骨の軟骨骨折や前鼻棘（ANS；anterior nasal spine）からの脱臼が明らかな場合（図 2），画像で前弯が軽度でも実際に展開してみると複数か所に亀裂を認めて ANS からの脱臼を伴う場合（図 3）等もあり，外傷歴が明らかな場合は特に CT のわずかな所見を見逃さないよう注意する．

内鼻弁（internal nasal valve）や外鼻弁（external nasal valve）についての理解も必要である．鼻弁狭窄では外鼻や鼻の骨格の脆弱性に伴い吸気時に鼻翼が沈み込む（図 4）．鼻弁の概念は Mink（1903）が初めて提唱した後から定義が少しずつ変化しているが，現在内鼻弁は鼻中隔と外側鼻軟骨尾側端で形成される逆 V 字の間隙，外鼻弁は前鼻孔として扱われている[4]．この鼻弁狭窄に伴う鼻閉は本邦では耳鼻咽喉科でようやく広まりつつある概念であるが，世界的にも客観的評価法が存在しない．鼻腔通気度検査やアコースティックライノメ

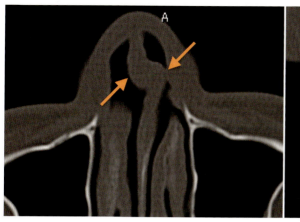 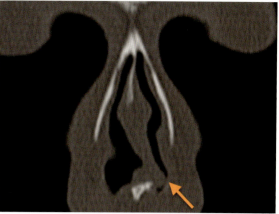

a．軟骨骨折を示唆する所見　　　　　　　　b．前鼻棘からの脱臼を示唆する所見

図 2．鼻中隔軟骨の軟骨骨折および前鼻棘からの脱臼の CT 所見

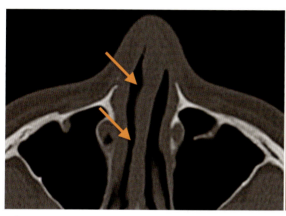 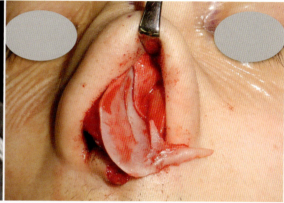

a|b　　　　　　　　　　　図 3．外傷歴を伴う前弯
a：CT では軟骨の描出が困難で所見に乏しい場合もある．
b：展開直後．複数か所に亀裂あり，前鼻棘からの脱臼を認める．

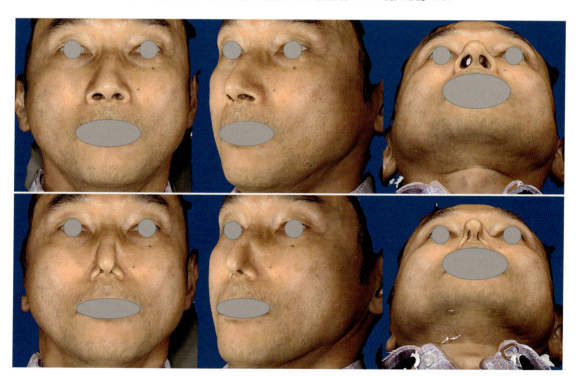

a/b　　　　　　図 4．鼻弁狭窄患者の外鼻所見
　　　　　　　a：安静時　　b：吸気時

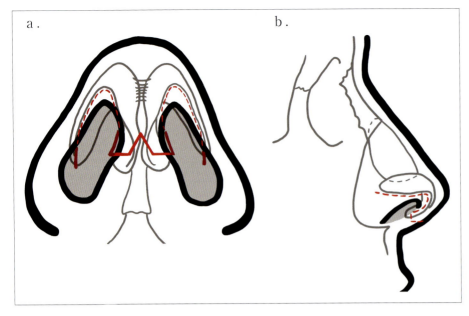

図 5.
オープンアプローチ法の切開線
 a：鼻柱の最も幅の狭い部位での逆 V 字切開の切開線
 b：鼻柱切開に連続した LLC 下縁の切開線．粘膜は薄いため，鑷子等で LLC 下縁は容易に同定可能である．

トリーでも正常と評価されるため，適切な診断を受けず心因的鼻閉とされ精神的なものと扱われるケースも少なくない[5]．主観的評価ではあるが，頬部皮膚を上外側に牽引する Cottle test[6]，運動時やいびき予防に使用される nasal strip を用いた nasal strip test[7]，および綿棒や鑷子を用いた鼻弁の拡大補助[8]などで総合的に狭窄部位や脆弱部位を評価する．

外鼻形成術のアプローチ法

本項では OSRP による外鼻形成術を述べる．挿管チューブはレイチューブを下口唇正中固定とし，鼻翼の牽引がないことを確認する．鼻毛は剪刀もしくはメスのシェービング等で処理する．エピネフリン含有 1％キシロカイン® を外鼻およびキーゼルバッハ部位に注入して血管収縮を図り，また鼻中隔には軟骨膜下での hydro dissection を行う．エピネフリンの効果発現を待ち，鼻柱の逆 V 字切開線とそれに連続する鼻柱側面に皮切を置く（図 5）．この切開線は鼻柱の最も狭くなる部位にデザインすることが望ましいが，皮弁が長くなりすぎないよう，また正面視で逆 V 字の頂点が見えないように微調節する．鼻柱側面の皮切部からカンバース剪刀等を用いて鼻柱を貫通する皮下トンネルを形成し，下外側鼻軟骨（LLC；lower lateral cartilage）の内側脚（medial crus）を温存しながら鼻柱の皮膚を完全に切開し，直下に露出する鼻柱動脈をバイポーラで焼灼する．次いで LLC 軟骨下縁の粘膜切開（図 5）を置き鼻柱の皮切と連続させ，LLC と上外側鼻軟骨（ULC；upper lateral cartilage）の軟骨膜上で剝離展開する．LLC medial crus 間の靱帯である interdormal ligament を切離して LLC を左右に牽引することで鼻中隔軟骨前角部を同定し，左右鼻中隔軟骨膜下に後方に展開を進め，鼻中隔全体を展開する．

治療戦略

OSRP の治療戦略フローチャートを図 6 に示す．

1．L-strut の正中化と補強

鼻中隔弯曲症に対し 10 mm 以上の L-strut を温存して弯曲した鼻中隔軟骨・篩骨・鋤骨を切除する．この際，鼻中隔軟骨の亀裂や ANS からの脱臼が存在する場合は脆弱な部位に弯曲が集中することがあり，その場合は L-strut の補強が治療の基本概念で，batten graft などの準備が必要である．また，軟骨強度の脆弱な症例では L-strut を 15 mm 以上温存するなど，症例ごとに柔軟に対応する必要がある．

次に，L-strut の弯曲残存例では，鼻中隔軟骨と ULC を分離することで L-strut への荷重を解放する（図 7）．実際の手術ではこの操作のみで L-strut の弯曲が完全に矯正されることは少なく，

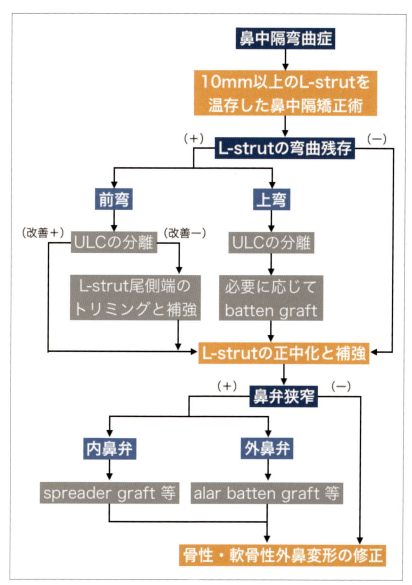

図 6. 治療戦略のフローチャート

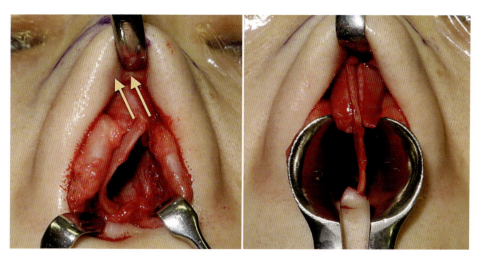

図 7. L-strut の弯曲の解放
a：矢印のように鼻中隔軟骨と ULC を分離する.
b：L-strut への荷重が解放されたことで弯曲が矯正され，軟骨性斜鼻も改善する.

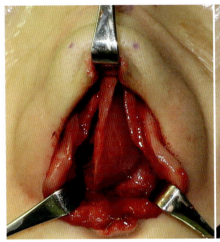 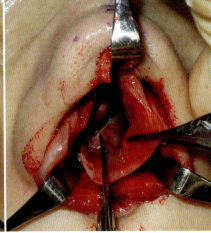 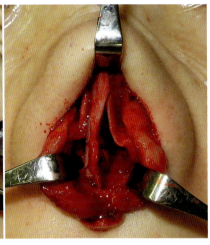

図 8. 前弯の L-strut の ANS 接合部での長さ調節
a：L-strut の ANS からの脱臼を伴う前弯
b：L-strut のトリミング．Keystone area をピボットに前方回転するため，
　L-strut の尾側端後方の切除量が多くなる．
c：L-strut の ANS への再固定後．前方へ送り出された L-strut の尾側端は
　必要に応じて切除するか，columellar strut の目的で残してもよい．

scoring を加えた上で batten graft で矯正および補強を要する場合がある．しかし，L-strut への batten graft は鼻中隔の容積を増大させ，結果として鼻腔の狭小化につながるため，補強を要する場合は必要最低限でピンポイントに行う．それでも前弯が残存する場合は余剰軟骨の長さの調節を行う．L-strut と ANS の接合部に脱臼や変位がなく強固に結合している場合は，L-strut の尾側端での cut & suture による余剰軟骨の調節を行ってもよいが，batten graft での補強を前提とする．また，L-strut を ANS から脱臼させ，脱臼部で余剰軟骨を切除調節し，8字縫合法や back and forth 縫合法[9]で ANS に再固定を行ってもよい（図 8）．その際，L-strut は圧力の解放に伴い keystone area をピボットに前方回転し，再固定部が必ず前方へと送り出されるため，再固定用に鼻中隔矯正術での L-strut 尾側端の温存量を 15 mm 以上とし，突出した L-strut の尾側端は必要に応じて切除するか columellar strut の目的で残してもよい．

上弯の矯正は鼻機能に関与しない限り必須ではないが，前弯や鼻弁狭窄を伴う場合は篩骨垂直板ごと矯正位に整復し，batten graft 等で矯正する（図 9）．高度な上弯を有する場合は骨性外鼻変形を伴うことが多く，鼻骨の骨切り矯正および篩骨垂直板ごと上弯矯正を行い，鼻骨内側骨切り部に batten graft（spreader glaft）を差し込むようにして固定することで安定化を図る．

L-strut の正中化と補強後は，多くの場合で凹側だった下鼻甲介の粘膜下組織減量術を要する．これは，もともと凹側の下鼻甲介は必ず凸側に肥大しており，L-strut を正中化したことで鼻中隔と下鼻甲介とが干渉するためである．

2．鼻弁狭窄の治療

内鼻弁の拡大には spreader graft[10]（図 9）や spreader flap[11]，外鼻弁の補強には alar batten cartilage graft[12]や lateral crural strut graft[13]（図 10）が有効であり，その効果を術中に前鼻鏡や内視鏡での鼻内所見，および触診で確認する．この際，必要となる狭窄の側方拡大部位，および脆弱な軟骨や鼻翼の補強部位は患者ごとに異なるため，術前評価で狭窄部位と補強部位を十分把握しておくことが重要である[14]．

3．骨性・軟骨性外鼻変形の修正

骨性外鼻変形に対しては，hump の rasping や切除と骨切り矯正で対応するが，機能面に支障をきたさない範囲に留める．軟骨性外鼻変形に対し

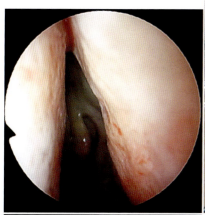
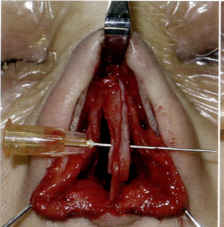
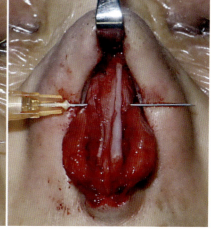
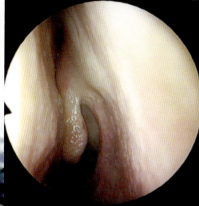

a | b | c
d

図 9.
内鼻弁狭窄への spreader graft
 a：治療前の左内鼻弁狭窄の内視鏡所見
 b：graft の挿入後
 c：graft の固定後
 d：治療後の内視鏡所見．鼻弁角の鈍化と鼻弁の拡大を認める．

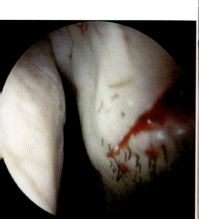
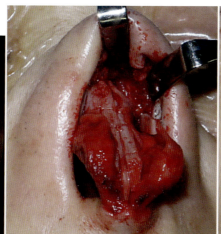
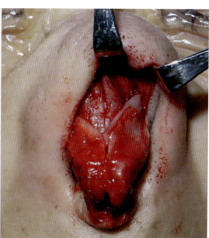
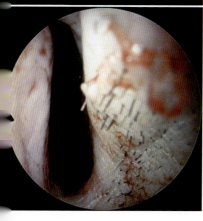

a | b | c
d

図 10.
外鼻弁狭窄への lateral crural strut graft
 a：治療前の左外鼻弁狭窄の内視鏡所見
 b：graft の挿入後
 c：graft の固定後
 d：治療後の内視鏡所見．外鼻弁の拡大を認める．

ては，正中化した L-strut に ULC を矯正位で再固定し，左右 LLC を suture technique で鼻尖の形状を整える．この際，鼻中隔延長術（SEG；septal extension graft）[15]や columellar strut[16]等の美容外科手技を取り入れることで鼻の骨格を安定化させることも可能である．最後に，鞍鼻が残存している場合は鼻中隔軟骨や半切肋骨，大腿筋膜，長掌筋腱などの自家組織移植を検討する．

閉創・内固定・外固定

鼻内の軟骨縫合には 4-0 もしくは 5-0 吸収糸（PDS® 丸針）を，皮膚は 6-0 ポリプロピレン糸（PROLENE®）を，鼻粘膜は 5-0 吸収糸（VICRYL®）を使用して閉創する．内固定は，眼窩底用シリコンシートで鼻中隔を挟み込むようにボルスター固定し，外鼻変形をきたさないよう必要最低限のソーブサン® を鼻腔内に挿入することで鼻中隔血腫予防および鼻甲介と鼻中隔の粘膜癒着予防とするが，上弯の矯正例や骨切り矯正例ではやや過矯正となるようソーブサン® の挿入量を調節する．外固定は，鼻根部から鼻頬移行部を越えない範囲でステリストリップ® とサーモプラスティックスプリントで固定し，前頭部や頬の表情筋の収縮で外鼻が授動されないよう注意する．さらに鼻孔レティナを挿入し鼻柱で縫合固定する．この内固定・外固定・鼻孔レティナにより，腫脹予防のみでなく手術で一旦低下した外鼻骨格の強度を保つ意図がある．

術後管理

鼻内に挿入したソーブサン® は血餅を形成すると抜去時に外鼻に負荷をかける．そのため，術翌日から鼻孔レティナの孔からサイナスミスト® を当てることでソーブサン® のゲル化と血餅形成予防とし，ゲル化した鼻出血は適宜ガーゼに吸収させる．抜糸までにソーブサン® の全てが脱落していることが望ましい．術後 1 週間で外固定の解除，鼻孔レティナ固定の解除，抜糸を行う．その後は外固定と同部位のマイクロポア® によるテーピング（3〜4 日毎の交換），夜間の鼻孔レティナ装着，サイナスミスト® を術後 3 週間程継続し，内固定を解除・抜去する．鼻の骨格の強度が安定し鼻尖部の感覚が回復する術後約 3 か月間は，鼻いじりや鼻かみ，マスクの着用を禁止する．外鼻変形術後の後戻りは術後 6 か月までに起こることが多く，また外鼻や鼻内の腫脹も改善することから，術後 6 か月を OSRP の効果判定とする．

症　例

39 歳，男性

中学時代に第三者行為があり，その後より鼻閉と外鼻変形をきたしたが未治療だった．外鼻形態は，左骨性 hump と軟骨性斜鼻変形を認め，前弯に伴い鼻孔の左右差を認めた．鼻機能は，前弯を伴う鼻中隔弯曲症を認め，左の高度鼻閉に伴う右の内鼻弁狭窄（図 11-d）を呈した．また，Cottle test および nasal strip test 陽性だった．CT 所見では，鼻骨変形治癒骨折に伴う左骨性 hump（図 12-a）と高度な前弯を伴う鼻中隔弯曲症（図 12-b）を認め，鼻中隔軟骨の脱臼もしくは軟骨骨折を疑う所見（図 12-c）が確認できた．そのため OSRP の適応で耳鼻咽喉科との合同手術を計画した．

術中所見では，鼻中隔軟骨尾側端は S 状に曲がることで左鼻閉と前弯を呈し，前鼻棘から脱臼していた．また，2 か所で亀裂が入っていた（図 13）．そこで，前弯が消失するまで下方の亀裂部を含む L-strut 尾側端をトリミングし，前鼻棘に 8 字縫合および back and forth 縫合で再固定した．また，上方の亀裂部を補強するよう左 batten graft を行い，右内鼻弁狭窄に対しては右 spreader graft を行った（図 14）．術中に内視鏡で内鼻弁の拡大効果を確認し，術後は 1 週間の外固定と 3 週間の内固定を行った．

術後 1 年の経過で，外鼻形態は左骨性 hump が消失し，鼻背は正中化している．鼻機能は左鼻閉が改善し，強制吸気時（図 15-d）でも右内鼻弁狭窄は消失している．また，前弯は矯正され，鼻中隔軟骨は前鼻棘に固定されている（図 15）．

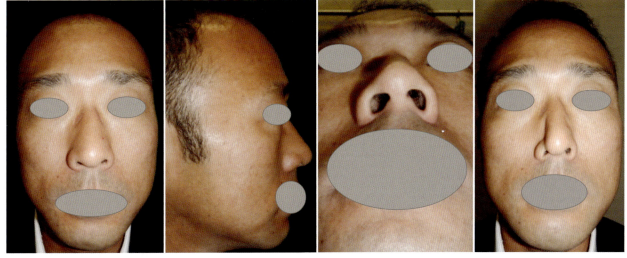

a|b|c|d　　　図 11．症例：39 歳，男性（図 11〜図 15 は同一症例）
中学時代に第三者行為あり．その後より鼻閉と外鼻変形をきたしたが未治療．左骨性
hump と軟骨性斜鼻変形を認めた．左の高度鼻閉に伴い吸気時に右内鼻弁狭窄を呈した．

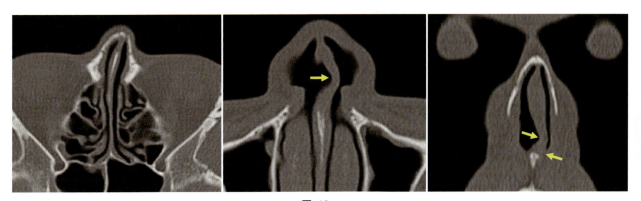

図 12．
鼻骨変形治癒骨折に伴う左骨性 hump と高度な前弯を伴う鼻中隔弯曲症を認め，鼻中
隔軟骨の脱臼もしくは軟骨骨折を疑う所見が確認できた．

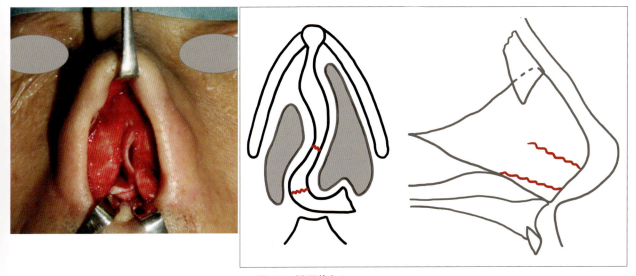

図 13．展開後とシェーマ
鼻中隔軟骨尾側端はＳ状に曲がることで左鼻閉と前弯を呈し，前鼻棘から脱臼してい
た．また，2 か所で亀裂が入っていた．

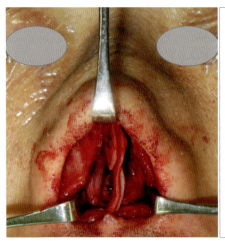
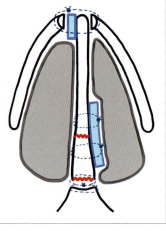

図 14.
前弯が消失するまで下方の亀裂部を含む L-strut 尾側端をトリミングし,前鼻棘に 8 字縫合および back and forth 縫合で再固定した.上方の亀裂部を補強するよう左 batten graft を行い,右内鼻弁狭窄に対しては右 spreader graft を行った.

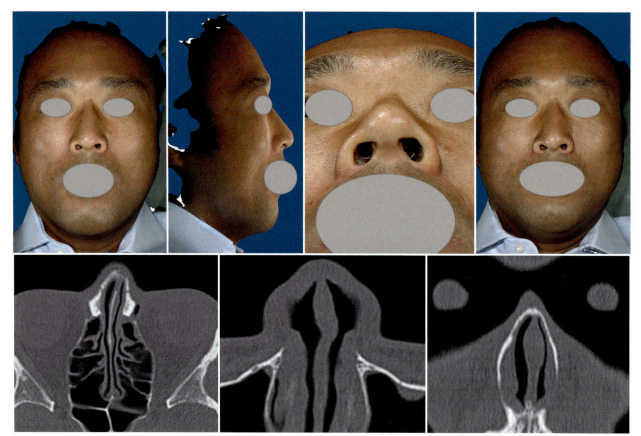

図 15. 術後 1 年
左骨性 hump は消失し,鼻背は正中化している.左鼻閉は改善し,強制吸気時(d)でも右内鼻弁狭窄は消失している.前弯は矯正され,鼻中隔軟骨は前鼻棘に固定されいる.

a	b	c	d
e	f	g	

まとめ

外鼻変形と鼻閉は密接に関与しており,共に治療の中心は鼻中隔の矯正,特に L-strut の弯曲解除・正中化・補強にある.さらに,鼻弁狭窄に伴う鼻閉は,術前に鼻弁の拡大部位および骨格の補強部位を明示することが大切である.美容外科手技であるオープンアプローチ法による外鼻形成術を取り入れることで,これら複雑な外鼻変形と鼻閉の同時治療が可能である.

参考文献

1) 宮脇剛司, 積山真也ほか：鼻骨骨折変形治癒に対する外科的アプローチ. 耳鼻・頭頸部外科. **90**(9)：694-701, 2018.

2) 宮脇剛司：斜鼻の治療. 形成外科. **58**(3)：245-255, 2015.

3) Alhedaithy, R., et al.：Intranasal endoscopic identification of the nasal septal L-strut：a cadaveric study. Int Forum Allergy Rhinol. **9**(8)：934-938, 2019.

4) 市村恵一ほか：いわゆる nasal valve（鼻弁）の狭窄による鼻閉への手術的アプローチ. 日耳鼻. **96**：1051-1057, 1993.

5) 積山真也, 宮脇剛司ほか：鼻弁狭窄の概念の普及と CT 検査を用いた客観的評価法の確立 第1報. 日頭頸顔会誌. **34**(3)：103-109, 2018.

6) Heinberg, C. E.：The Cottle sign, an aid in the physical diagnosis of the nasal airflow disturbances. Rhinology. **11**：89-94, 1973.

7) Gruber, R. P., et al.：Nasal strips for evaluating and classifying valvular nasal obstruction. Aesthetic Plast Surg. **35**(2)：211-215, 2011.

8) Constantian, M. B.：The incompetent external nasal valve：pathophysiology and treatment in primary and secondary rhinoplasty. Plast Reconstr Surg. **93**(5)：919-931, 1994.

9) 宮脇剛司, 積山真也ほか：形成外科手技を用いた鼻中隔外鼻形成術―前弯治療における鼻中隔軟骨尾側部の重要性―. 日耳鼻. **57**(4)：(637)73-(646)82, 2018.

10) Sheen, J. H.：Spreader graft；a method of reconstructing the roof of the middle nasal vault following rhinoplasty. Plast Reconstr Surg. **73**(2)：230-239, 1984.

11) Gruber, R. P., et al.：The spreader flap in primary rhinoplasty. Plast Reconstr Surg. **119**：1903-1910, 2007.

12) Cervelli, V., et al.：Alar batten cartilage graft：treatment of internal and external nasal valve collapse. Aesthetic Plast Surg. **33**(4)：625-634, 2009.

13) Gunter, J. P., et al.：Lateral crural strut：technique and clinical applications in rhinoplasty. Plast Reconstr Surg. **99**：943-952, 1997.

14) 宮脇剛司ほか：Nasal valve obstruction（鼻弁狭窄）の治療経験. 耳鼻展望. **65**(6)：363-371, 2013.

15) Byrd, H. S., et al.：Septal extension graft；A method of controlling tip projection shape. Plast Reconstr Surg. **100**：999-1010, 1997.

16) Rohrich, R. J., et al.：The role of the columellar strut in rhinoplasty：indications and rationale. Plast Reconstr Surg. **129**(1)：118-125, 2012.

PEPARS 大好評 増大号

形成外科領域雑誌 ペパーズ

ベーシック&アドバンス 皮弁テクニック

No. 135　2018年3月増大号
オールカラー　160頁
定価(本体価格 5,200円+税)

編集／長崎大学教授　田中克己

第一線で活躍するエキスパートたちの皮弁術のコツを一挙公開!
明日から使える Tips が盛りだくさんの1冊!

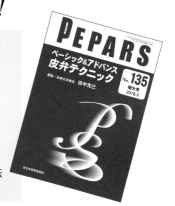

■目　次■
- 局所皮弁の基礎と応用
- 遠隔皮弁の基礎と応用
- 顔面の局所皮弁
- 手・手指の皮弁
- 大胸筋皮弁の基本と応用
- 肩甲骨弁・肩甲骨皮弁
- 広背筋皮弁
- 腹直筋皮弁・下腹壁動脈穿通枝皮弁
- 鼠径皮弁と SCIP flap
- 腸骨弁・腸骨皮弁
- 会陰部の皮弁
- 大殿筋皮弁
- 大腿筋膜張筋皮弁
- 前外側大腿皮弁
- 膝周囲の皮弁
- 下腿の皮弁
- 腓骨弁・腓骨皮弁の挙上方法
- 足・足趾の皮弁

実践! よくわかる縫合の基本講座

No. 123　2017年3月増大号
オールカラー　192頁
定価(本体価格 5,200円+税)

編集／東京医科大学兼任教授　菅又　章

形成外科の基本の"キ"。
外科医に必要な"きれいな"縫合のコツをエキスパート執筆陣が伝授!

■目　次■
- 形成外科における縫合法の基本(総説)
- 形成外科における縫合材料
- 皮下縫合・真皮縫合の基本手技
- 頭部の縫合法
- 顔面外傷の縫合法
- 眼瞼手術における縫合法
- 頭頸部再建における縫合法
- 瘢痕・ケロイドの手術における切開・縫合法の工夫
- 乳房再建における縫合法
- 唇裂口蓋裂手術における縫合法
- 四肢外傷における縫合の要点
- 虚血肢救済手術における縫合法
- 美容外科における縫合法
- 植皮・皮弁術における縫合法
- 血管の縫合法
- 神経縫合の基礎とその実践法
- 腱の縫合法
- リンパ管の縫合法
- リンパ管静脈吻合とリンパ節移植における縫合術
- "抜糸のいらない"縫合材料

全日本病院出版会　〒113-0033　東京都文京区本郷 3-16-4　Tel:03-5689-5989
www.zenniti.com　Fax:03-5689-8030

◆特集/鼻の再建外科

鼻科専門医による鼻中隔外鼻形成手術

朝子　幹也*

Key Words：鼻中隔弯曲症(deviation of nasal septum)，鼻中隔矯正術(septoplasty)，鼻中隔外鼻形成手術(septorhinoplasty)，鼻内内視鏡手術(endoscopic sinus surgery)

Abstract　鼻閉によって鼻の生理機能が損なわれると喘息の悪化や睡眠障害など，日常生活のQOLを大きく障害する．鼻腔形態異常による鼻閉は保存的加療の反応が悪く，手術加療が行われる．鼻中隔矯正術は鼻科手術において普及している手術であるが，前弯や外鼻変形を伴った鼻腔形態異常など，通常の鼻中隔矯正術では対応できない形態異常が存在する．これらを矯正できる鼻中隔外鼻形成術の知識や経験は形成外科医のみならず，耳鼻科医にも大いに必要であると考える．

はじめに

鼻は呼吸器官，嗅覚器官であるばかりではなく，吸気の加湿加温，異物の除去を行っており，特に下気道を保護するマスクのような役割をしている．鼻呼吸が障害されることにより，喘息などの下気道病変の悪化や睡眠障害など，日常生活のQOLを大きく障害することが知られており，症例や病態に応じて適切な治療を選択することが重要である．

鼻腔形態異常による鼻閉は保存的加療の反応が悪く，手術加療を行うことも少なくない．鼻腔形態異常に対する手術は，鼻中隔弯曲に対する手術と下鼻甲介[1]に対する手術に分けられ，同時に行われることもある．鼻中隔弯曲症は耳鼻咽喉科医にとってcommon diseaseであり，鼻中隔矯正術は鼻科手術において普及している手術[2]の印象が強い．ところが，前弯や外鼻変形を伴った鼻腔形態異常など従来法(Killian切開による鼻中隔矯正術など)では対応できない形態異常が存在する．

耳鼻咽喉科においては変形外鼻手術など以前から外鼻手術が行われてきたが，鼻中隔外鼻形成術に関しては，2000年頃から一部の病院などで積極的に行われるようになり，2010年頃から耳鼻科関連学会の中でも報告[3]が増えてきた．しかし，現在も限定的な施設で集中的に行われており，本邦においては形成外科でより積極的に手術が行われている術式である．また，形成外科，耳鼻科で，どちらの科が主に担当しているのかは国や保険によって事情が異なる[4]．アメリカでは保険診療上は耳鼻科で積極的に行っており，韓国では耳鼻科と形成外科が半々である．

鼻科専門医が行う鼻中隔外鼻形成手術の適応とアウトカム

通常耳鼻科医が行う鼻中隔矯正術は，鼻腔入口部から約10～15 mm後方に粘膜切開(Killian切開

---

* Mikiya ASAKO, 〒570-8507　守口市文園町10-15　関西医科大学総合医療センター耳鼻咽喉科・頭頸部外科，部長

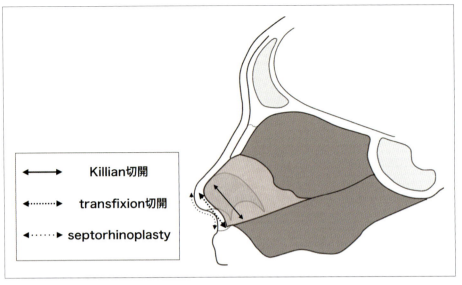

図 1. 鼻中隔手術の切開位置
耳鼻科で通常行う鼻中隔矯正術はKillian切開で行うことが多く，鼻中隔前端より10～15 mm程度後方から切開を行い，軟骨膜下に剝離を行う．

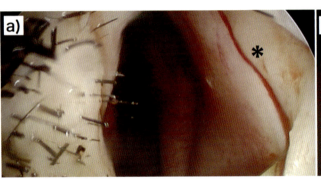

a．Killian 切開　　　　　　　　　　　　　b．鼻中隔軟骨剝離
図 2．内視鏡下鼻中隔矯正術
＊：鼻中隔粘膜切開部　　＋：鼻中隔粘膜と軟骨膜(裏面)　　矢頭：鼻中隔軟骨

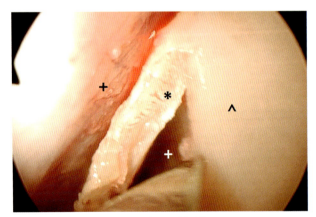

図 3．鼻中隔矯正術
＊：篩骨垂直板　　＋：鼻中隔粘膜と軟骨膜(裏面)
矢頭：鼻中隔軟骨
篩骨垂直板を鼻中隔軟骨から外し，弯曲部分を切除する．上方はkey stone areaになるため，1 cm程度残す．現在は水平な鼻中隔軟骨は温存する．

(図 1))を行い，鼻中隔軟骨を露出，軟骨膜下に剝離し，粘膜を温存しながら軟骨や骨を切除する方法が一般的である．かつては裸眼手術として行われていたが，現在では内視鏡下に行われることが一般的である[5)～7)]．裸眼手術と比して，軟骨膜などの微細な構造も明瞭に明視下操作が可能になる(図 2)ため，非常に有用であり，耳鼻科医が行う鼻中隔手術の最大の特徴である．鼻中隔矯正術の際に以前は軟骨や骨をできるだけ大きく切除していたが，最近では鼻中隔軟骨を温存する傾向にある(図 3)[7)8)]．

鼻中隔矯正術では，鼻中隔前方と上方 1 cm 程度は温存する．これは L-strut を温存し，術後外鼻変形を回避するためである．このために Killian 切開が推奨されているが，切開部分より尾側の前

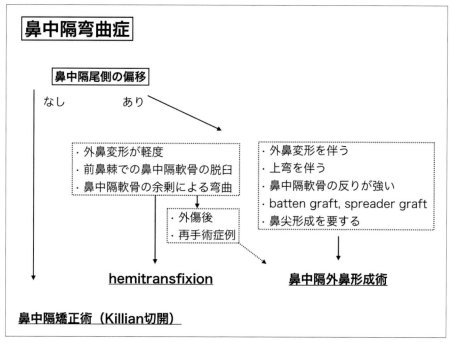

図 4. 鼻中隔手術の術式決定の考え方

弯が強い症例では十分な矯正が困難である．こういった前弯症例には，鼻中隔前端からアプローチし，鼻内より一側の鼻中隔前端直上の粘膜に切開（transfixion 切開）を加え，両側の鼻中隔粘膜を剝離し鼻中隔弯曲矯正を行う hemitransfixion 法[9]が行われることがある．

さらに斜鼻などの外鼻変形を伴う際や，種々の graft を使用する際には鼻中隔外鼻形成術が望ましいが，耳鼻科医は，鼻骨骨折徒手整復以外の外鼻手術を手がけることは一般的には少なく，外鼻を構成する軟骨群の解剖的理解が不足している場合が多い．鼻中隔外鼻形成術を行う施設は形成外科と共同で行ったり，限定的な施設で行われている．

これらの術式を CT，外観，鼻腔内形態，鼻腔通気の評価によって決定している．当科では鼻中隔尾側の弯曲が強い症例には通常の Killian 切開での鼻中隔矯正術は困難と判断する．単純な鼻中隔軟骨の脱臼，あるいは鼻中隔軟骨の余剰で垂直方向の長さの調整と anchoring suture で矯正が可能な症例には transfixion 切開による hemitransfixion を施行する．外鼻変形を伴うもの，鼻中隔再手術症例には鼻中隔外鼻矯正術を施行する．原則的に鼻柱切開をおく open 法で行うが，患者希望が強ければ鼻柱切開を行わない closed 法を選択することもある．当科における術式決定のアルゴリズムを示す（図 4）．

耳鼻科医にとっての鼻中隔手術は，鼻閉の改善が手術の重要なアウトカムである．このことは鼻中隔外鼻形成術においても同様であり，形成外科医が手術を行う際に外観の記録を大切にするように，耳鼻科医は鼻腔通気の生理機能検査や，CT などの画像で鼻腔形態を評価するなど，機能的評価を重視している．特に鼻閉という感覚は自覚症状と所見が乖離することがしばしばみられるので，手術の適応と術前後の評価を慎重にする必要がある．鼻中隔上弯に伴う内鼻弁部での鼻閉や鼻翼軟骨の脆弱性に起因するコラプスノーズに診断上留意が必要である．コラプスノーズでは吸気時に鼻翼軟骨が吸気圧で陥凹し鼻閉を生じるので alar rim graft などを使用する．

鼻中隔外鼻形成術や，顎矯正手術で上顎骨や鼻中隔を触る手術を行う際，鼻中隔外鼻の構造を意識して手術を施行しないと，術後に鼻腔形態や外鼻形態の異常をきたし，鼻閉になる場合があるので留意が必要である．

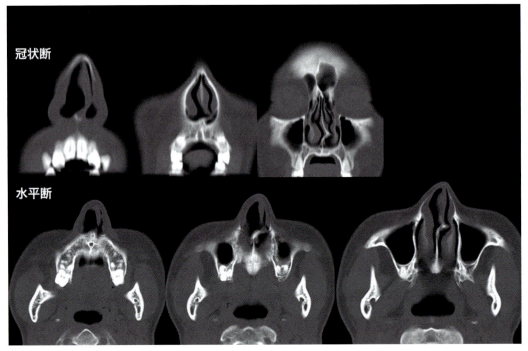

図 5. 症例 1：術前 CT

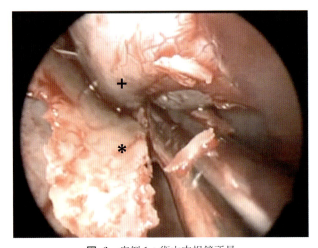

図 6. 症例 1：術中内視鏡所見
＊：篩骨垂直板(骨棘部)　　＋：鼻中隔粘膜と軟骨膜(裏面)

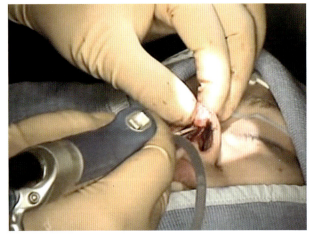

図 7. 症例 1：術中所見
鼻骨のハンプをバーにて削除．ヤスリと同様に使用し，鼻外からの視診，触診で削除範囲を決定する．

症　例

症例 1：25 歳，女性
　主　訴：左鼻閉，外斜鼻，左鼻背部のハンプ
　外傷後の外鼻形態異常を伴う鼻腔形態異常の症例．術前 CT を示す(図 5)．篩骨垂直板が左方へ骨棘を形成して大きく弯曲し，左前弯，上弯を形成している．また左方への斜鼻も認める．

　Open septorhinoplasty でアプローチし，内視鏡下で骨棘切除(図 6)．Batten graft, spreader graft を使用．Anchoring suture と鼻尖形成として dormal suture を施行している．左方へ突出した鼻骨のハンプは(株)メドトロニックのシェーバーシステムのセプトプラスティーバー[10]を使用し，骨削除を行った(図 7)．術前後の外観(図 8)，鼻腔形態(図 9)を示す．外観的には左外斜鼻は改善さ

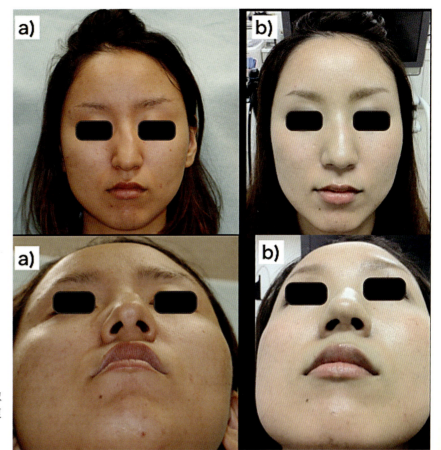

図 8.
症例 1：外観所見
　a：術前
　b：術後
術前，外斜鼻と鼻骨のハンプを認める．術後には許容範囲内に整復されている．

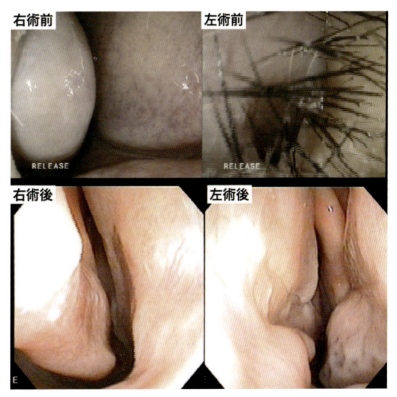

図 9.
症例 1：内視鏡鼻腔所見
術前には左鼻腔は確認し難い程狭小化しているが，術後は内視鏡所見上，左右とも鼻腔通気を確認できる．

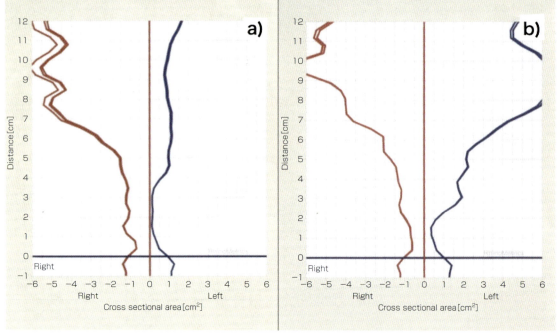

図 10. 症例 1：アコースティック・ライノメトリー所見
a：術前　　b：術後
鼻腔通気を測定する検査の一種で，横線は外鼻口の位置を示し，上方は鼻腔の深部方向を表す．中央縦線は鼻中隔の位置を示し，左右の外鼻口から何センチ奥に鼻閉部分があるかを示す．術前左側は 1.5～3.5 cm 程度で閉塞しているが，術後改善されている．

れ，鼻骨左方のハンプも改善している．鼻腔形態では完全に閉鎖している左鼻腔が十分改善され，左右とも鼻腔形態は良好になっている．また機能評価として鼻腔通気度検査を行っている．音響法を示す(図10)．音響法は鼻腔前方からの鼻腔内部の評価法で，内部の構造が理解しやすい．術前評価で，左外鼻口から 1.5～2 cm の鼻弁近傍の深さから，4 cm 程度まで左鼻腔が狭窄しているが，術後には改善していることがわかる．このように術後機能の評価を外観評価とともに行っておくことが重要である．

症例 2：19 歳，男性

主　訴：左鼻閉，外斜鼻

外傷を伴わない外鼻形態異常を伴う鼻腔形態異常の症例．鼻閉は幼少時より持続．術前後外観(図11)，術前後 CT を示す(図12)．篩骨垂直板が左方へ大きく弯曲し，鼻中隔軟骨は左方に脱臼し，かつ長さが余剰している．

Open septorhinoplasty を施行．内視鏡下に偏位した篩骨垂直板を切除し，鼻中隔軟骨尾側端を前鼻棘から外し，余剰分を切除．Batten graft を使用し，anchoring suture を施行した．

術後斜鼻は改善され，CT 上も鼻腔形態が著しく改善している．機能評価としての鼻腔通気度検査などの生理機能検査が行えない時も CT で鼻腔内部の構造を評価することで，客観的に鼻腔通気を評価できる．

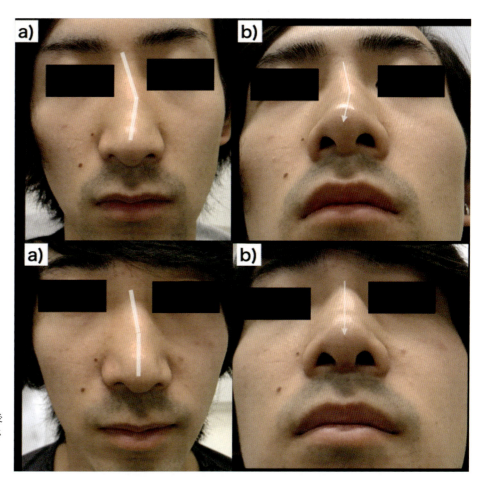

図 11.
症例2：外観所見
　a：術前
　b：術後
術前，斜鼻を認める．術後には許容範囲内に整復されている．

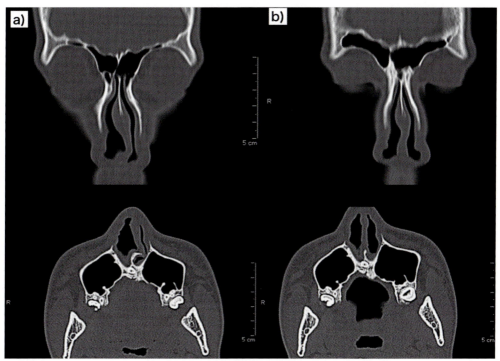

図 12. 症例2：CT 所見
　　a：術前　　b：術後
上段冠状断，下段水平断．術後鼻腔形態が改善され左鼻腔の通気を認める．

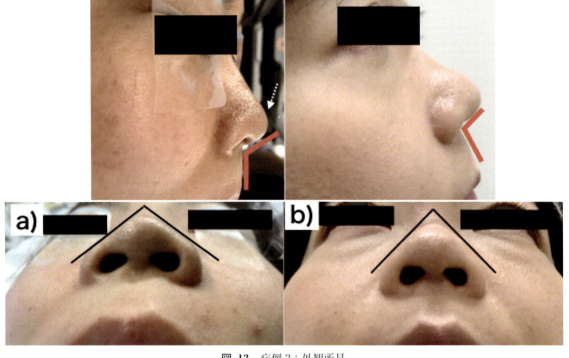

図 13. 症例 3：外観所見
　　a：術前　　b：術後
術前は divergence angle は開き，鼻が平坦になり，naso-labial angle が開大している．破線矢印で示すように鼻尖は下がっている．術後には許容範囲内に整復されている．

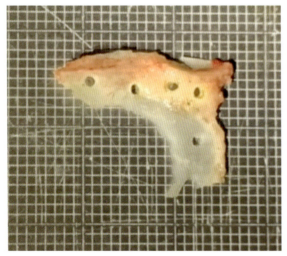

図 14. Bony batten graft
篩骨垂直板より成形．縫着用の穴を細径バーで作成した．

症例 3：38 歳，女性
主　訴：左鼻閉，外鼻変形
　近医口腔外科で顎変形症に対して Le Fort 骨切りを施行．以後左鼻閉と鞍鼻が生じた．追加手術として鼻翼縫縮が行われたが，外観も鼻閉も改善せず，当科紹介受診．術前後の外観を示す（図 13）．Le Fort 骨切りを行った際に鼻中隔尾側端を切除後 anchoring suture を行わず放置．鼻中隔は鋤骨の右に偏位し，かつ軟骨骨折があり強度がなくなったため，やや左に鼻尖が下がり後退して平坦化した．結果として外鼻口も押しつぶされ，鼻閉の原因となっている．Divergence angle は開き，鼻が平坦になり，naso-labial angle も開大している．
　Open septorhinoplasty を施行．鼻中隔軟骨は骨折しており，再建に十分な大きさが得られなかった．篩骨垂直板を一部摘出し，厚い部分を

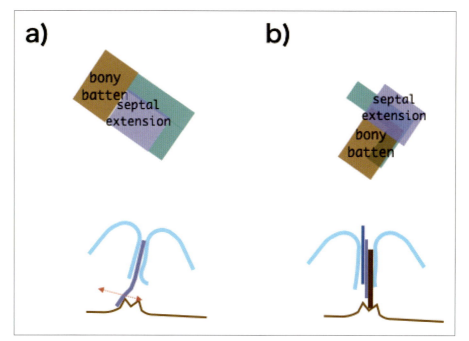

図 15. 症例 3：手術イメージ図
a：術前　　b：術後
鼻中隔は鋤骨の右に脱臼偏位し，骨折があり，強度がなくなったため，やや左に鼻尖が傾き，平坦化している．篩骨垂直板を bony batten graft とし，anchoring suture をかけた．残存鼻中隔軟骨で septal extension graft とし，鼻尖形成をした．

バーで菲薄化して，かつ縫着用の針穴を開け，bony batten graft（図 14）として使用．鼻中隔尾側部分の補強とし，前鼻棘に縫着した．残存した比較的平坦な鼻中隔軟骨を利用し，septal extension graft として使用して，鼻尖を形成した．術式のコンセプトの略図を示す（図 15）．術後は鼻腔通気が改善し，外鼻変形についても divergence angle，nasolabial angle とも正常範囲内に改善．自覚的にも許容内に改善した．

鼻科専門医が考える，鼻中隔外鼻形成術の意義

鼻中隔形成術は全国的に相当数継続的に施行されている術式である．しかし，術前後の評価は耳鼻科においても十分に行われているとは言い難い．通常の鼻中隔形成術を行い，不成功例は一定数あると考えられるが，再診フォローが術者の手によって十分に行われずに，見過ごされている可能性がある．不成功とはすなわち，アウトカムである鼻閉の改善がない，あるいは手術によって外鼻変形をきたしてしまうことであろう．審美的要素が主訴である場合，形成外科による手術が主体になると思われるが，鼻閉改善目的に耳鼻科で手術を行い，結果が出ない，あるいは副損傷である外鼻変形をきたしてしまい，それらを術者である耳鼻科医が制御できないのは問題と考える．こういう観点からは鼻中隔外鼻形成術は少なくとも鼻科専門医もぜひ習熟すべき手術であると考えるが，実際は限定的な施設で行われているのが現状である．特に形成外科と共同で手術ができる施設は両科の情報が共有しやすく手術の習熟も早いと考える．これまで以上に形成外科との情報共有が進み，鼻科専門医の中で鼻中隔外鼻形成術が更に浸透することが望まれる．

まとめ

鼻中隔矯正術は耳鼻科医にとって必ず経験する普及した手術であるが，前弯症例など対応が困難な症例も少なからず存在する．また，鼻中隔の解剖は習熟していても，外鼻全体の構造の中の鼻中隔という考え方に不慣れであり，その結果として

鼻中隔矯正が十分できない，あるいは副損傷の原因にもなる．鼻中隔外鼻形成術の知識や経験は形成外科医のみならず，耳鼻科医にも大いに必要であると考える．また耳鼻科で培ってきた機能手術としての鼻中隔手術の情報に関しても形成外科と共有していく必要があると考える．

参考文献

1) 朝子幹也ほか：アレルギー性鼻炎の外科的治療術式の選択と粘膜下下鼻甲介骨後鼻神経合併切除術．日鼻科誌．**49**(1)：8-14，2010.

2) 朝子幹也：【こんなときどうする？―鼻科手術編】鼻中隔穿孔になるか?!．耳鼻頭頸科．**83**(11)：815-818，2011.

3) 児玉　悟：耳鼻咽喉科医の行う Open septorhinoplasty．耳鼻展望．**57**：174-183，2014.
    Summary　耳鼻科医で耳鼻科単独で行う Open septorhinoplasty の第一人者の総説．

4) 久保伸夫：【頭頸部再建外科　日常臨床から理論まで】耳鼻咽喉科医が知っておきたい形成手術

秘伝を用いた小手術　Septorhinoplasty（鼻中隔外鼻形成術）の考え方と技術．耳喉頭頸．**81**(5)：159-166，2009.

5) 児玉　悟：鼻中隔の処理．JOHNS．**31**：167-170，2015.

6) 比野平恭之：鼻中隔矯正術に EBM はあるのか？EBM．耳鼻咽喉科・頭頸部外科の治療 2015-2016．池田勝久ほか編．中外医学社，276-280，2015.

7) 児玉　悟：鼻中隔矯正術．内視鏡下鼻副鼻腔頭蓋底手術―CT 読影と基本手技―．中川隆之編．医学書院，80-84，2014.

8) Jang, Y. J.：Septoplasty.：Rhinoplasty and Septoplasty. Jang, Y. J., ed. 75-92, Koon Ja Publishing Inc., 2014.

9) Kamer, F. M., Churukian, M. M.：High septal hemitransfixion for the correction of caudal septal deformities. Laryngoscope. **94**(3)：391-394, 1984.

10) 林　佑伊子ほか：鼻中隔用シェーバ septoplasty bur の有用性の検討．耳鼻展望．**55**(5)：386-388，2012.

◆特集／鼻の再建外科

鼻の美容外科（整鼻術）
―鼻尖縮小術・小鼻縮小術・糸による隆鼻術 私の工夫―

前多 一彦*

Key Words：鼻形成(rhinoplasty)，鼻尖縮小術(nasal tip plasty)，鼻翼縮小術(reduction alar plasty)，隆鼻術(dorsal augmentation)，軟骨移植(cartilage graft)

Abstract　アジア人の鼻は，欧米人の鼻に比べて，皮膚や皮下組織が厚く，骨や軟骨などの支持組織が低形成であり，全体的に平坦かつ，ショート＆アップノーズの症例が多い．それゆえに，理想的な鼻を実現するには，本格的な鼻中隔延長術をベースに，各鼻形成術を組み合わせた複合的手術が必要となる．ただ，日本人の特徴として，他人にわかるような劇的な変化は望まず，ダウンタイムの長さを心配する人が多い．そのような，日本人のニーズに合わせた整鼻術として，筆者が日々の診療で実際に行うことが多い，一般的な術式に＋αの工夫を施した鼻尖＆鼻翼形成術と，吸収糸を用いた低侵襲な隆鼻術について述べる．

はじめに

日頃の診療で，いわゆる団子鼻や低い鼻の改善を希望する人はとても多い．その一方で，劇的な変化や不自然さを嫌うのも日本人の特徴と言える．

例えば，鼻尖縮小術[1]はニーズの多い術式であるが，鼻背より鼻尖の方が太い症例に有効であり，同じ幅の症例に無理に行うとピンチノーズになる．さらに，同時に多用される耳介軟骨移植[2]～[5]も，長期経過で輪郭の描出が目立つ症例が少なくない．そこで，筆者はクローズド法で，切除した大鼻翼軟骨と軟部組織を鼻尖に移植する鼻尖縮小術＋α法[6]を行っている．

鼻翼縮小術[7]もニーズの多い術式である．ただ「正面から鼻の穴が見える」と訴える症例の多くは，鼻翼基部が鼻柱基部より下に位置するACR (alar-columellar relationships)の逆転が原因であり，一般的な術式では改善が難しく，特徴的な斜め下に尖った鼻孔形態になりやすい．そこで，筆者は鼻腔底と鼻翼基部の挙上効果があり，さらに丸く自然な鼻孔形態を保つ小鼻縮小術＋α法を行っている．

また，手軽に鼻筋を通し高くするには，ヒアルロン酸注入[8]が広く行われている．ただ，硬く持続性のある製剤であっても，数か月単位での吸収や平坦化は避けられず，また，鼻は塞栓症のリスクが高い部位である．筆者は，吸収糸を特殊加工したGメッシュを主に使用している．

今回，日本人の特徴やニーズに合わせて，筆者が実際の診療で行うことが多い，3つの整鼻術について述べる．

---

* Kazuhiko MAEDA，〒060-0005　札幌市中央区北5条西2-5 JRタワーオフィスプラザさっぽろ15F　聖心美容クリニック札幌院，院長

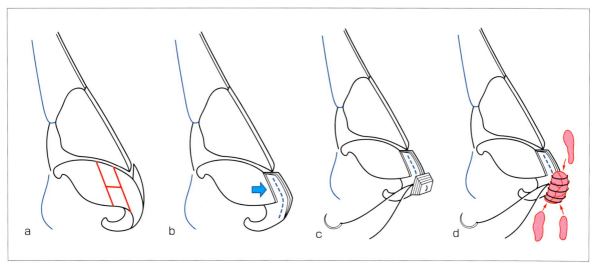

図 1. 術式のシェーマ
a：大鼻翼軟骨の切除ライン
b：大鼻翼軟骨を翻転して縫合
c：4 枚重ねの軟骨を中間脚に固定
d：移植軟骨を軟部組織の細片でカバー

鼻尖縮小術＋α法

1．特　徴

基本的に，Tardy[9]の interrupted strip technique[10]を応用している．クローズド法で行い，耳介軟骨移植の代わりに，切除した大鼻翼軟骨と皮下軟部組織を細工し鼻尖に移植する．

2．適応条件

まず，鼻尖の幅が鼻背部の幅より広いこと．皮膚が薄く大鼻翼軟骨が大きく厚いほど効果は出やすい．側面像で，鼻尖が鼻背部より高い症例に鼻尖縮小術単独は禁忌[1]とされてきたが，突出が軽度なら，大鼻翼軟骨の切開線や切除量を工夫し，その軟骨を鼻尖に移植することで，鼻尖の頭側移動(pollybeak 変形)を回避できる．

3．手術手技

鼻翼軟骨下切開(IF incision)で，二次修正例であってもクローズド法で行う．皮下中間層の最も剥離しやすい層で，両側は大鼻翼軟骨外側端，頭側は鼻骨下縁部まで剥離する．軟骨上の軟部組織を丁寧に切除し，大鼻翼軟骨の中間脚からやや外側を，頭側に直線的に全層で切開する．鼻腔側の皮下を剥離し，4～5 mm 幅(図 1-a)で大鼻翼軟骨を切除する．中間脚からやや外側で切開された大鼻翼軟骨を，中央に翻転し 4.0 白ナイロンで縫合する(図 1-b)．切除した大鼻翼軟骨を 4 分割し，延長させたい方向を見ながら，翻転縫合した中間脚に，4 枚重ねた大鼻翼軟骨を 5.0 バイクリルで 1 針固定する(図 1-c)．

切除した軟部組織の細片を，移植軟骨が露出しないように配置し，5.0 バイクリルで「焼き豚の成形」のごとく縫縮固定する(図 1-d)．

4．症　例

症例 1：20 代，女性．術後 2 年 6 か月

斜位像で，すでにアップノーズであり，さらに鼻背より鼻尖が高く，鼻尖縮小術単独では pollybeak 変形が必発で禁忌の症例である．鼻尖縮小術＋α法は，大鼻翼軟骨への処置を工夫することで，Ⅰ型プロテーゼなどは一切使用せず pollybeak 変形の抑制も可能である．切除した大鼻翼軟骨＆軟部組織を移植することで，鼻尖は斜め下方に延長し，術後 2 年半経過しても吸収や耳介軟骨移植のような輪郭の描出を認めない(図 2)．

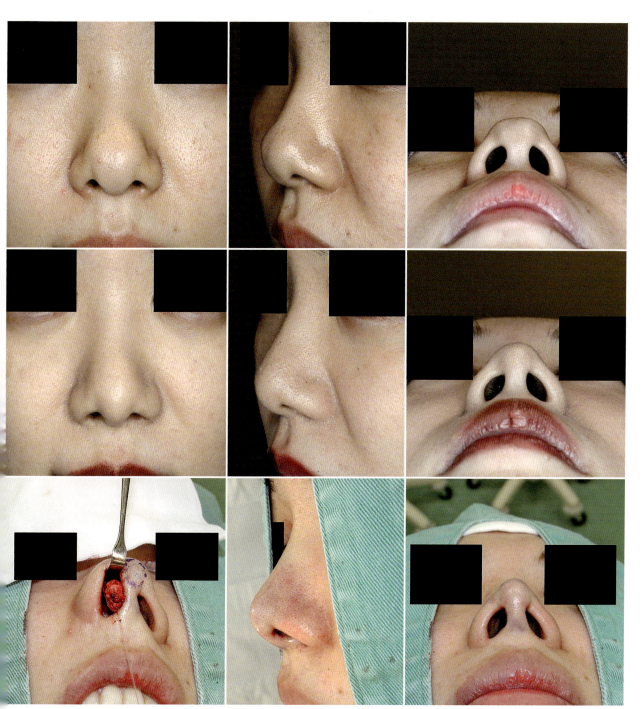

図 2. 症例 1：20 代，女性
a～c：術前（a：正面，b：斜位，c：仰角）
d～f：術後 2 年 6 か月（d：正面，e：斜位，f：仰角）
g：移植軟骨と軟部組織
h，i：術直後の横，仰角

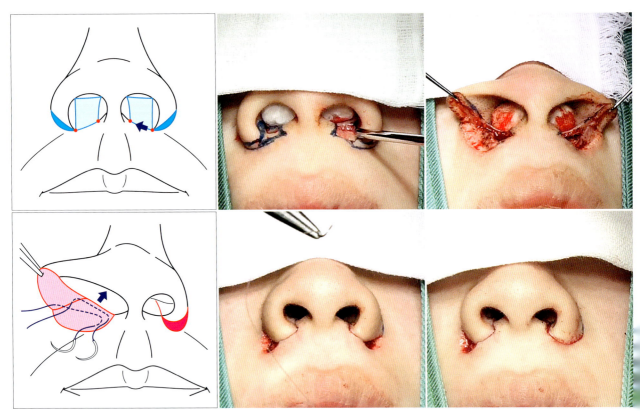

図 3. 術中画像とシェーマ
2017 年日本美容外科学会総会(JSAPS)・鼻のシンポジウムにおいて発表した,手術動画のキャプチャー画像で説明
a：デザインのシェーマ．鼻腔底のデヌード範囲を敢えてスクエアにデザインする理由は,縫合時の dog ear を利用して鼻腔底を挙上し,鼻翼上部の縮小,鼻翼基部の挙上効果を得るため
b：鼻腔底のデヌード(左)
c：切開＆切除後の状態
d：術中のシェーマ
e：鼻腔底＆鼻孔底隆起(nostril sill)の縫合直後
f：縫合法で周径差を補正(左)

a	b	c
d	e	f

小鼻縮小術＋α法

1．特　徴

　鼻腔底の皮膚成分を,敢えてスクエアにデヌードし縫縮することで,鼻翼上部の縮小や,鼻腔底と鼻翼基部の挙上効果により正面から鼻孔が見えにくくなる．さらに,丸く自然な鼻孔形態を保つためにデザインや縫合法を工夫している．

2．適応条件

　最もよい適応は,鼻翼が薄く,鼻孔が大きく,ACR(alar-columellar relationships)の逆転で,鼻翼基部が鼻柱基部より下に位置し,正面から鼻孔が見える症例である．高度なショートノーズ症例は,さらに強調されるため不向き．鼻翼基部の挙上効果で,術後に鼻下が長く感じる場合もあるが,人中短縮術(リップリフト)は併用しない．

3．手術手技

　鼻腔底の皮膚成分を,5×7×6 mm の逆台形パターンで,鼻毛の毛根を含む厚さでデヌード(図 3-a, b)．11 番メスで,鼻翼全層を最大幅 2 mm で切除し,必要最小限の皮下剥離を行い鼻翼を完全にリリースする(図 3-c)．5.0 PDS で,筋層縫合により鼻腔底と鼻孔底隆起(nostril sill)を縫合．この際,逆台形デザインによるドッグイヤーを利用して,鼻腔底を挙上している(図 3-d, e)．鼻翼全体を,内側上方に縫縮することで発生する周径差は,三角弁は一切用いず,鼻翼側を縦縫合と口唇側を横縫合など,縫合法の工夫で補正(図 3-f)．

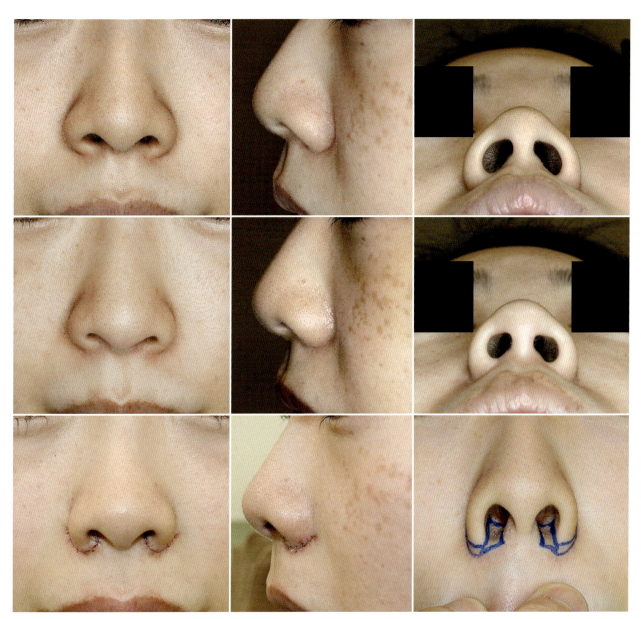

a	b	c
d	e	f
g	h	i

図 4. 症例 2：20 代，女性（図 3 と同一症例）
a～c：術前（a：正面，b：横，c：仰角）
d～f：術後 2 年（d：正面，e：横，f：仰角）
g：術直後正面
h：術直後の横
i：術前デザイン

吸収糸による内部縫合は，両側で 18～20 か所行う．皮膚縫合は，7.0 白ナイロンで鼻腔内から行い，最近ではシスト予防と安静の目的で，ボトックス® 局注を術直後から行っている．

4．症 例

症例 2：20 代，女性．術後 2 年

主訴は，「正面から鼻の穴が見える」，「小鼻全体を小さくして欲しい」であり，ACR が逆転し鼻翼基部が鼻柱基部より下に位置している．小鼻縮小術＋α 法で，鼻翼全体が小さくなり，鼻腔底＆鼻翼基部の挙上効果により正面から鼻孔が見えにくくなっている．さらに，丸く自然な鼻孔形態が保たれており，2 年経過しても後戻りを認めない．側面像において，明らかに鼻翼基部が挙上している（図 4）．

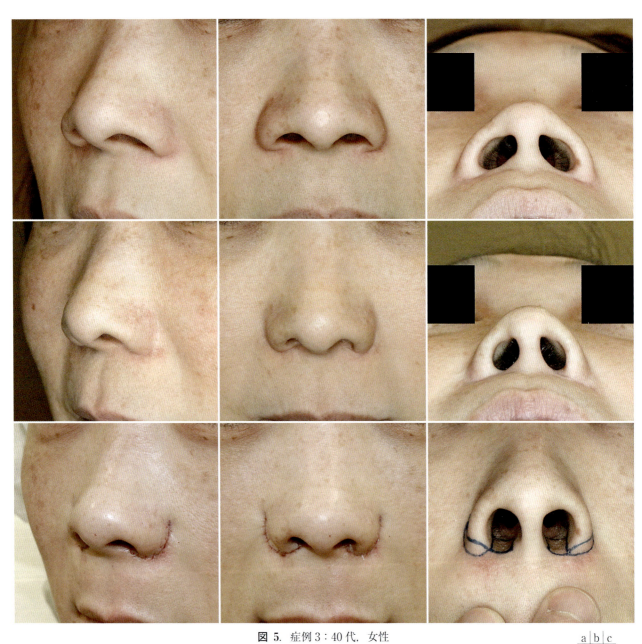

図 5. 症例 3：40 代，女性
a～c：術前（a：斜位，b：正面，c：仰角）
d～f：術後 4 年（d：斜位，e：正面，f：仰角）
g，h：術直後（g：斜位，h：正面）
i：術前デザイン

a	b	c
d	e	f
g	h	i

症例 3：40 代，女性．術後 4 年
　下方に大きく張り出した，特徴的な鼻翼の症例．小鼻縮小術＋α法で，鼻翼全体がスマートになり，鼻腔底の挙上効果で正面から鼻孔が見えにくくなっている．丸く自然な鼻孔形態が保たれており，4 年経過しても後戻りしていない（図5）．

2 つの＋α法を併用

1．特　徴

　2 つの＋α法を，同時もしくは組み合わせることで，さらに高い効果を得ることも可能である．自然な鼻尖＆鼻孔形態と，鼻尖延長＆鼻翼基部の挙上効果により，マイルドな鼻中隔延長様の効果

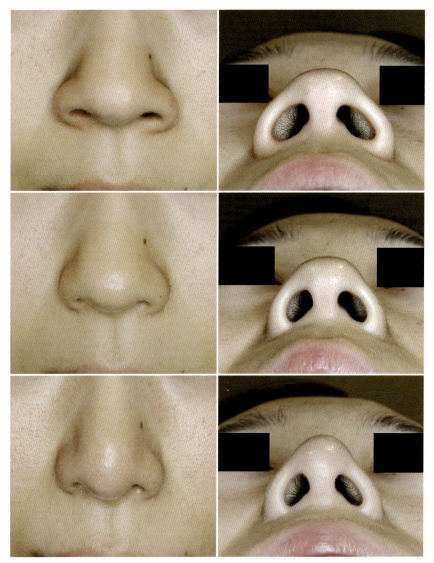

図 6. 症例 4：20 代，女性

a：術前正面
b：術前仰角
c：小鼻縮小術＋α法のみ術後 1 年 3 か月正面
d：小鼻縮小術＋α法のみ術後 1 年 3 か月仰角
e：小鼻縮小術＋α法術後 4 年，鼻尖縮小術＋α法術後 2 年 6 か月正面
f：小鼻縮小術＋α法術後 4 年，鼻尖縮小術＋α法術後 2 年 6 か月仰角

が得られる．鼻腔内と鼻翼部以外に傷はつかず，その鼻はどの方向に動かしても柔らかい．

2．症　例

症例 4：20 代，女性

- 「小鼻縮小術＋α法」術後 4 年
- 「鼻尖縮小術＋α法」術後 2 年 6 か月

まず，小鼻縮小術＋α法によって，上部を含め鼻翼全体がスマートになり，正面から鼻孔が見えにくくなっている．次に，鼻尖縮小術＋α法によって，鼻尖もスマートになり斜め下方に延長している．丸く自然な鼻孔形態と，全方向に柔軟に動く自然な鼻尖形態が保たれている（図 6）．

Gメッシュ隆鼻術

1．特　徴

スレッドリフトや他科でも広く使用される．医療用PCL（ポリカプロラクトン）吸収糸をメッシュ状に加工し，柔らかく組織親和性に富む．ヒアルロン酸と同様に，鈍針カニューレで鼻尖から挿入するだけで，塞栓症の危険もなく，細くストレートな鼻筋が約2年持続する．

2．適応条件と合併症について

ヒアルロン酸注入と同様で，シリコンプロテーゼや侵襲的な手術に抵抗があり，太く低い鼻筋を少しだけ改善したい症例．

また，吸収糸による鼻形成術については，否定的な意見[8]もある．筆者自身，吸収糸による鼻尖縮小や，鼻尖・鼻柱延長目的の処置については否定的である．主に硬く太い吸収糸が使われており，露出や感染する症例も多く，他の鼻形成術の際に瘢痕組織で難渋することも多い．ただ，このGメッシュは特殊加工により非常に柔らかく組織親和性に富み，従来の製品と全く異なる．無理のない本数で鼻筋を通す目的であれば，失明や塞栓症のリスクを伴うヒアルロン酸注入より問題は少ない．実際に，当院ではこの1年でヒアルロン酸注入の症例は，ほぼ全例Gメッシュに取って代わられたが，感染や露出などは1例も発生していない．

3．手術手技

鼻尖刺入部に局所麻酔し，22G鈍針カニューレで挿入する鼻背部も麻酔を行う．同じ穴から，Gメッシュを重ねるように挿入し留置する（図7-f）．処置時間は10分程度である．

また，鼻尖形成術後や追加挿入例など瘢痕が強いケースにも，挿入カニューレの強度や先端形状などが改良され（図7-c），全く問題なく処置が可能である．

鼻根部から挿入する方法もあるが，筆者は針穴が最も小さく目立たない鼻尖からしか挿入していない．

挿入時の痛みや腫れも，ヒアルロン酸注入と同

等か少ない印象である．

4．症　例

症例5：20代，女性．術後1年（2か月目に2本追加し，合計6本）

斜位像のように，凹凸があり皮膚も薄くヒアルロン酸注入でも改善が難しいタイプ．1年前にGメッシュを4本挿入し，2か月後に2本追加している．中央部の凸を目立たなくするため，麻酔用カニューレで中央部をやや広く剥離し，2つ折りのGメッシュが中央部で広がるようにしている．1年経過しても，細くストレートな鼻筋が綺麗に保たれている（図7）．

まとめ

アジア人の鼻の特徴は，皮膚や皮下組織が厚く，軟骨は小さく脆弱で，鼻骨の発育も悪く，西洋人に比べ全体的に平坦で，ショートノーズやアップノーズの傾向にある．

それゆえ，理想的な鼻をつくるには，耳介・鼻中隔・肋軟骨などを採取し，本格的な鼻中隔延長術[11)~15)]に，鼻尖・鼻翼・鼻孔縁形成や，骨切りなどを組み合わせた，複合的手術が必要となる．当然，長期経過における吸収や変形，輪郭の描出など，執刀医には豊富な経験と高度な技術が要求される．

さらに，日本人の特徴として，他人に知られたくない，劇的に変わりたくないという人が多く，日々の診療でも「自然な感じで，少しだけ」というフレーズをよく耳にする．SNS映えする理想の鼻を求める以上に，不自然で硬い鼻を心配する人も多い．

今回，そのような日本人のニーズに合わせた，3つの整鼻術について述べた．いずれも，比較的簡便で低侵襲な方法であり，すべての症例に対応するものではない．ただ，適応を見極めて最適な方法や組み合わせをお勧めできれば，高い患者満足度が得られる．「患者の希望を，いかに最小限の方法で実現するか？」実は，美容外科医にとって，これが最も難しいと痛感させられる．

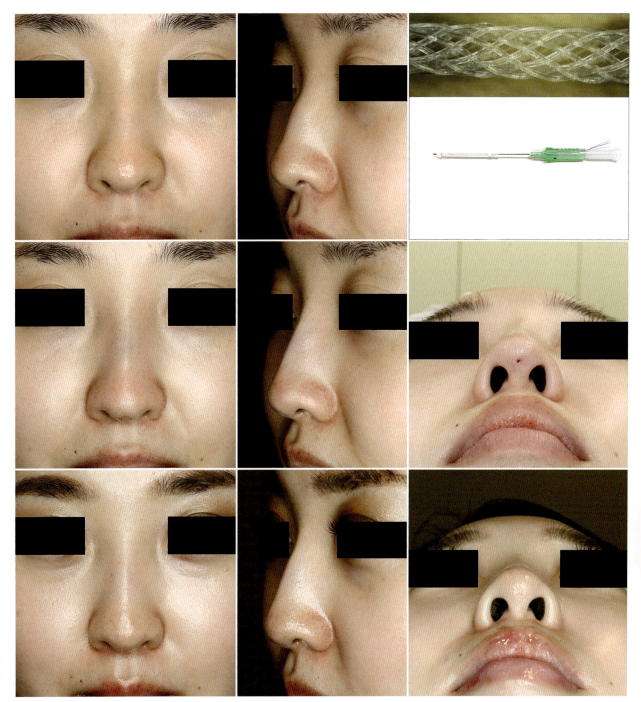

a	b	c
d	e	f
g	h	i

図 7. 症例 5：20 代，女性
a，b：術前（a：正面，b：斜位）
c：G メッシュの拡大像と外観
d〜f：初回の術直後（4 本）（d：正面，e：斜位，f：術直後の針穴）
g〜i：術後 1 年（計 6 本）（g：正面，h：斜位，i：仰角）

参考文献

1) 石田知良：【鼻の整容外科】鼻尖形成術. PEP-ARS. **12**：30-40，2006.

2) Sheen, J. H.：Tip graft：A 20-year retrospective. Plast Reconstr Surg. **91**：48-63, 1993.

3) 白壁征夫：鼻尖形成術　軟骨移植 1. 美容外科プラクティス 1. 市田正成ほか編. 243-246，文光堂，2000.

4) 杉本孝郎：鼻尖形成術　軟骨移植 2. 美容外科プラクティス 1. 市田正成ほか編. 247-250，文光堂，2000.

5) 小住和徳：【整鼻術（鼻の美容外科）】鼻尖・鼻柱の形成術. 形成外科：**49**：663-674，2006.

6) 前多一彦：【鼻の美容外科】鼻尖縮小術＋α法. PEPARS. **105**：56-64，2015.

7) 李　政秀：【鼻の美容外科】鼻翼形成術. PEP-ARS. **105**：85-95，2015.

8) 室　孝明：フィラーによる鼻の形成術. 実践フィラー注入テクニック. 岩城佳津美編著. 196-223，克誠堂出版，2019.

9) Tardy, M. E. Jr., et al.：Misadventures in nasal tip surgery. Analysis and repair. Otolaryngol Clin North Am. **20**：797-823, 1987.

10) Tardy, M. E. Jr.：Rhinoplasty：Art & Science. 374-571, W. B. Saunders Company, 1997.

11) 大口春雄，福田慶三：自家軟骨移植による鼻尖形成. 形成外科. **48**（増刊）：169-174，2005.

12) 大竹尚之：鼻尖，鼻柱，鼻翼の形成. 形成外科. **48**（増刊）：175-182，2005.

13) 菅原康志ほか：セレクト美容塾・鼻. 45-90，克誠堂出版，2005.

14) 市田正成，大竹尚之：スキル美容外科手術アトラス Ⅲ　鼻. 90-117，文光堂，2009.

15) 広比利次：美容外科手術手技 鼻形成術. 24-125，克誠堂出版，2012.

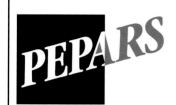

◆特集/鼻の再建外科

隆鼻術
―トラブル症例に対する修復・再建―

中北　信昭*

Key Words：隆鼻術(augmentation rhinoplasty)，術後変形(postoperative deformity)，人工材料(artificial material)，シリコンインプラント(silicon implant)，合併症(complication)，筋膜被覆細片耳介軟骨移植(fascia wrapped diced ear cartilage graft)

Abstract　　隆鼻術後に生じる変形には，隆鼻材料に起因するものと合併症によるものがある．人工材料のうち，最も一般的なシリコンインプラントでは，大きさや形状の不適合による移動・歪みが多く，修正は除去や入れ替えが基本となる．一部で使用されている非吸収性の注入剤の中には，軟部組織に浸透して除去不可能なものがある．自家組織移植による隆鼻術では，時に移植材料自体の変形や萎縮がみられる．一方感染などの合併症に起因する変形では，強い拘縮や組織欠損などにより，修復に難渋することがある．実際の修復手術に定型的な術式はなく，変形の状態や個々の患者の希望により臨機応変な対応が求められるが，新たな隆鼻材料を必要とする場合，筆者は筋膜被覆細片耳介軟骨移植を行う機会が多い．本法は人工材料の使用を拒む患者や，軟部組織を補う必要がある場合の修復法として有用と考えている．

はじめに

　隆鼻術は東洋人における鼻の整容外科手術の中で最も頻度の高い術式であり，それに応じて術後の変形に悩む患者も決して少なくない．隆鼻材料の除去，または適正な大きさ・形状のものに入れ替えるだけで問題を解決できる場合もあるが，他の術式との組み合わせにより変形が複雑化している場合や，感染などを契機に拘縮をきたした症例では，修復・再建に難渋することもある．本稿では隆鼻材料に起因する変形や合併症によるトラブルについて述べ，代表的な修復症例を紹介する．

隆鼻材料の種類とそれらに起因する変形

　隆鼻材料には大きく分けて人工材料と自家組織がある．人工材料には固形物だけでなく注入剤があり，かつては流動シリコンやパラフィン，オルガノーゲンと呼ばれた非吸収材料の注入により，異物肉芽腫を生じて高度な変形に至る悲惨な事例が相次いだ経緯がある[1]．このような経験の反省に立ち，近年注入剤は完全に吸収されることが安全性を担保する絶対条件という認識のもと，主にヒアルロン酸製剤が広く用いられている．しかし一方では，非吸収性の成分を混入した注入剤(ポリアクリルアミド，ハイドロキシメチルメタクリレートなど)が再び出回るようになり，永続的な効果を謳って一部の医師によりこれらの注入が安易に行われている．中には皮下組織に浸透・拡散し，変形や炎症を生じても除去困難なものもあり，また除去により軟部組織が失われ，修復に難

---

* Nobuaki NAKAKITA, 〒152-0023　東京都目黒区八雲 3-12-10　パークヴィラ 2F・3F・4F　自由が丘クリニック，総院長

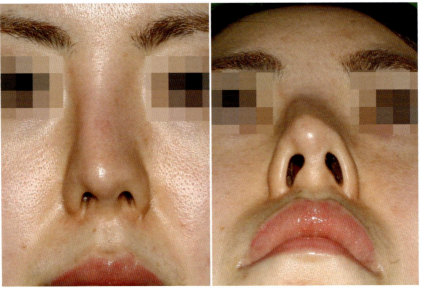

図 1. 大きな L 型シリコンインプラントによる斜鼻変形
a：正面
b：下面

渋することがある．

固形の隆鼻材料として，古くは金属，セルロイド，象牙などが使用されてきたが，感染や異物反応による炎症が頻発した[2]．現在はシリコン樹脂が大勢を占め，他にゴアテックス®(ePTFE)も使用されている．いずれも生体親和性に優れ，安全性の高い材料として普及しているが，単に「外観が不自然」といったものも含めると術後の変形に悩んでいる患者は少なくない．

一方，様々な自家組織が隆鼻術にも用いられてきた．異物反応を起こさない素材として，また人工物により変形した鼻の修復材料としても有用であるが，移植組織自体の吸収や収縮などにより特異な変形を生じることもある[3]．

1．人工材料（シリコンインプラント）

A．偏 位

インプラントが大き過ぎる，鼻骨形態に合っていないなどにより偏位し，斜鼻やアップノーズ変形などを生じる．特に L 型インプラントの角で鼻尖に緊張が掛かっている症例に多い（図1）．対処法としては，通常新たな剝離腔を骨膜下に作製して適合のよいインプラントに入れ替える．L 型は I 型に変更し，鼻尖は必要に応じて耳介軟骨などの自家組織に置き換えるのが望ましい．

B．石灰化

シリコンインプラントを挿入後概ね10年以上経過した症例によくみられる現象で，発生機序には諸説ある[4]．軽度であれば自覚症状はないが，進行すると硬くなり，凹凸不整な変形を生じる．石灰化した被膜ごと取り除き，患者の希望により新たなインプラントや自家組織に置き換える（図6）．

C．感 染

術後早期に限らず，長期経過でも時折発生する．特に L 型や長い I 型で鼻尖に大きなインプラントが入っていると，徐々に皮膚が薄くなり，やがて毛囊などに穿通し，細菌が侵入して発症すると考えられる．感染の兆候がみられたら速やかにインプラントを取り除けば，殆ど変形を残さずに治癒するが，暫く放置した場合や，皮膚が穿孔してしまうと瘢痕拘縮により高度な変形を招くことがある（図2）．

2．自家組織

隆鼻術に用いられる自家組織には軟骨，骨，軟部組織があるが，経時的に最も量的・質的変化の少ない軟骨が主に用いられてきた．骨は硬すぎるだけでなく，吸収されやすくて不安定なため，通常美容目的で隆鼻に使用されることはない[5]．

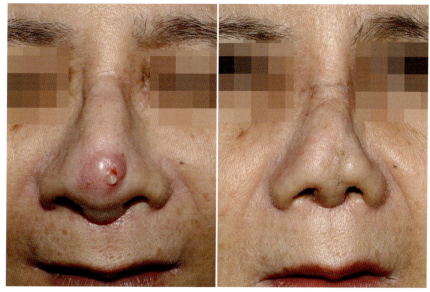

図 2. 感染により L 型シリコンインプラントを除去した後の拘縮変形
　　a：感染が起きた状態で 2 週間ほど放置していた.
　　b：インプラント除去後 1 か月の状態

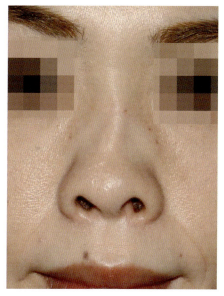

図 3. 鼻背に移植された肋軟骨の warping 変形
　　難治性再発性多発軟骨炎の診断で, 他院で肋軟骨移植が行われた.

A. 軟　骨

耳介軟骨[6)7)], 鼻中隔軟骨[8)], 肋軟骨が用いられている. 鼻中隔軟骨は採取できる量と長さに制限があるので, 鼻背への移植は部分的な隆鼻目的に限定される. 肋軟骨は非常に硬いので, 支持組織としての利用価値はあるが, 隆鼻材料として鼻背や鼻尖に乗せると不自然になりやすい. また, 細工に特殊な工夫をしないと強く弯曲しやすい性質がある (warping 変形)[9)] (図 3).

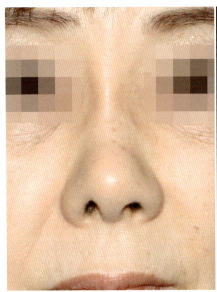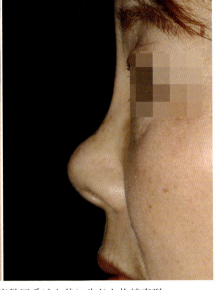

図 4. 鼻背に側頭筋膜の移植を複数回受けた後に生じた拘縮変形
　　a：鼻根部が帯状に硬く拘縮している．
　　b：著明なアップノーズ変形

B．軟部組織

　真皮，脂肪，筋膜が用いられる[10)11)]．軟骨と組み合わせるか，変形の修復材料として利用価値があるが，隆鼻材料として鼻背に単独で移植すると，拘縮による変形が起こりやすい(図4)．移植された軟部組織を完全に取り除くのは困難で，修復においては拘縮を解除することに努める．

変形の修復

　美容外科手術を受ける患者は元の自分よりも綺麗になることを大前提としている．したがって隆鼻術後に変形を生じた場合でも，変形の解消にとどまらず，より理想に近い外観に修正することを切望する患者が多く，難易度が高い．

　変形の原因となっている隆鼻材料を除去し，感染を伴っている場合を除き原則として同時修復を行う．修復に定型的な術式はなく，個々の変形に応じた柔軟な対応が求められる．新たな隆鼻材料を必要とすることが多いが，人工材料でトラブルを生じた場合は再度同様の材料に入れ替えることに患者自身が拒否反応を示すことがある．また欠乏した軟部組織を補うのが望ましい症例も稀ではないため，修復法として筆者は筋膜被覆細片軟骨移植を行うことが多い．術式の詳細は文献を参照されたいが[12)～14)]，従来の軟骨移植法の欠点の多くを克服した術式として，大変有用と考えている．ただし，移植組織自体の経時的変化などにより，本法においても修正を要するような変形を生じることもある．

代表的な修復症例

1．注入異物

　30代，女性．過去に他院で鼻尖に脂肪移植，鼻背に「骨の粉」と呼ばれる注入を受けた．大きな変形はないが鼻が太くて長いので，鼻梁を細く，ややアップノーズにすることを希望した．オープン法によりまず鼻尖に存在した脂肪塊に顆粒物質が混在したものを除去した．次に鼻背の異物除去を試みたが，皮下組織と一体になって腫瘤を形成していたので，これを周囲から慎重に剝離して切除した．内部には白色の硬い粒状の異物が充満しており，ハイドロキシアパタイトの顆粒と推察された．鼻背の軟部組織が大きく失われたため，筋膜被覆細片耳介軟骨移植を行い，鼻尖にはループ型の耳介軟骨を移植した．術後1年の状態では軟部組織欠損を十分に補うには至らず，さらに脂肪移植などの追加手術を検討中である(図5)．

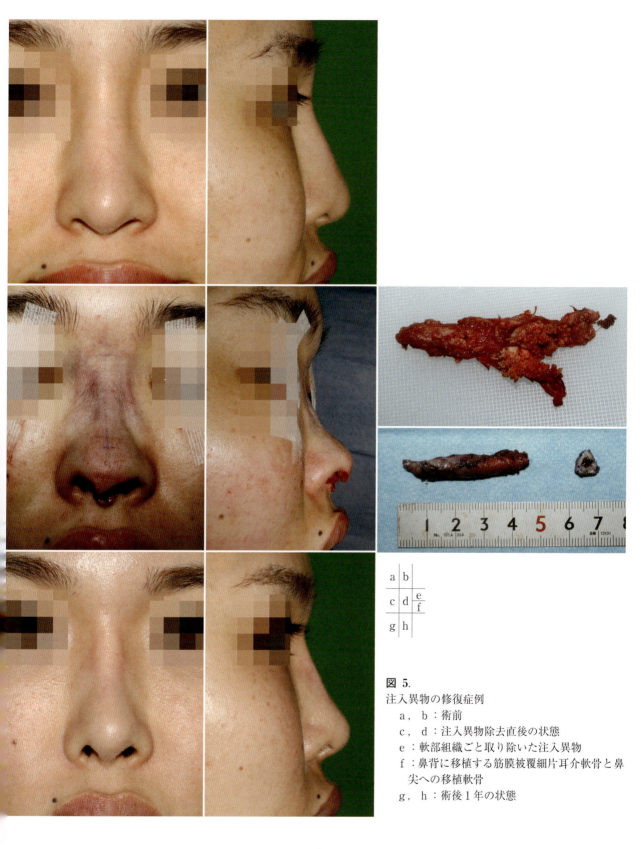

図 5.
注入異物の修復症例
　a，b：術前
　c，d：注入異物除去直後の状態
　e：軟部組織ごと取り除いた注入異物
　f：鼻背に移植する筋膜被覆細片耳介軟骨と鼻尖への移植軟骨
　g，h：術後 1 年の状態

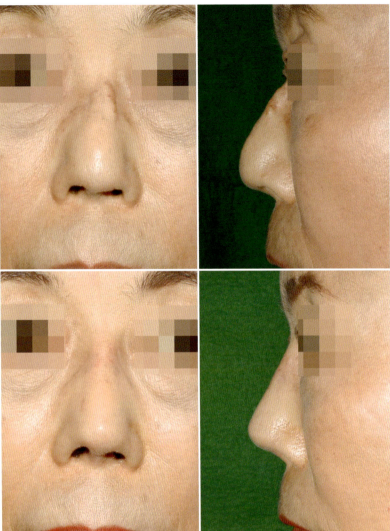
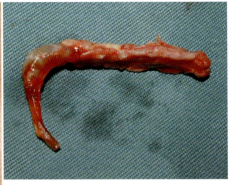

図 6.
シリコンインプラントによる石灰化変形の修復症例
　a，b：術前
　c：術中．石灰化した被膜とともに除去したシリコンインプラント
　d，e：筋膜被覆細片耳介軟骨移植と鼻尖形成術後 6 か月の状態

2．インプラントの石灰化

60 代，女性．他院で 35 年前にシリコンインプラントによる隆鼻術を受け，5 年ほど前から鼻背に硬い凹凸が出現し，鼻尖も大きくなってきた．患者は修復とともに自家組織で高さを維持すること，鼻尖を細くすることを希望した．石灰化した L 型シリコンインプラントを被膜ごと除去し，筋膜被覆細片耳介軟骨移植と鼻尖形成術(耳介軟骨移植)を行った(図 6)．

3．インプラント感染後変形

58 歳，女性．他院で過去に L 型シリコンインプラント挿入後，感染を生じて鼻尖に穿孔し，インプラントを抜去したがその後変形が残った．鼻尖の皮膚穿孔部が陥凹し，拘縮により著明なアップノーズ変形がみられる．オープン法で鼻尖を剝離すると左鼻翼軟骨の内側脚が欠損していた．残存していた中間脚で脚間縫合し，鼻尖の陥凹部に 3 枚重ねのボタン型耳介軟骨を側頭筋膜で被覆して移植した．皮膚の陥凹部は紡錘形に切除し，単純縫合すると歪みを生じるため，鼻根部から採取した全層皮膚を移植した(移植筋膜上)．さらに左鼻孔縁には細いスティック状の耳介軟骨を移植して，拘縮した鼻孔縁の拡大を図った．アップノーズ変形が残ったが，患者は結果に満足しており，これ以上の修正は希望していない(図 7)．

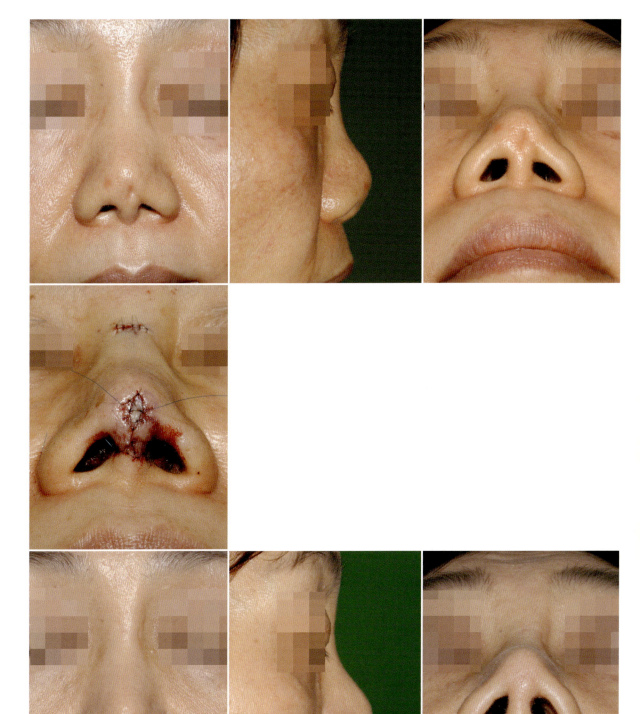

図 7. シリコンインプラントの感染・穿孔後の鼻尖変形

a～c：術前
d：術中．鼻尖に筋膜被覆ボタン型耳介軟骨 3 枚重ねを移植，皮膚陥凹部に全層皮膚移植，左鼻孔縁にスティック状耳介軟骨移植を行った．
e～g：術後 1 年の状態

参考文献

1) 白壁征夫, 鈴木芳郎：軟組織注入, 埋入材について. 日美外報. **25**：43-46, 2003.

2) 白壁征夫, 白壁聖亜：世界における隆鼻術の歴史. 日美外報. **40**：81-98, 2018.

3) 島本良子ほか：自家組織移植による鼻変形. 日美外報. **16**：127-134, 1994.

4) 田辺敦子：シリコンによると考えられる隆鼻術から40年以上経過後に外鼻変形をきたした2症例の検討. 日美外報. **40**：9-17, 2018.

5) Gurley, J. M., et al.：Long-term outcome of autogenous rib graft nasal reconstruction. Plast Reconstr Surg. **108**：1895-1905, 2001.

6) Endo, T., et al.：Augmentation Rhinoplasty：Observations on 1200 cases. Plast Reconstr Surg. **87**：54-59, 1991.

7) Nakakita, N., et al.：Augmentation rhinoplasty using an L-shaped auricular cartilage framework combined with dermal fat graft for cleft lip nose. Aesthet Plast Surg. **23**：107-112, 1999.

8) Gunter, J. P., Rohrich, R. J.：Augmentation rhinoplasty：Dorsal onlay grafting using shaped autogenous septal cartilage. Plast Reconstr Surg. **86**：39-45, 1990.

9) Gibson, T., Davis, W. B.：The distortion of autogenous cartilage grafts. Its cause and prevention. Br J Plast Surg. **10**：257-274, 1958.

10) Guerrerosantos, J.：Temporoparietal free fascia graft in rhinoplasty. Plast Reconstr Surg. **74**：465-475, 1984.

11) 當山　護ほか：隆鼻術異物材除去後に真皮脂肪移植した10症例. 日美外報. **41**：1-10, 2019.

12) 中北信昭ほか：細片耳甲介軟骨と側頭筋膜バッグによる隆鼻術. 日美外報. **29**：135-143, 2007.

13) 中北信昭：細片軟骨と側頭筋膜を用いた隆鼻術. 日美外報. **30**：204-213, 2008.

14) Guerrerosantos, J., et al.：Multifragmented cartilage wrapped with fascia in augmentation rhinoplasty. Plast Reconstr Surg. **117**：804-812, 2006.

Non-Surgical 美容医療 超実践講座

好評書籍

編著 **宮田 成章**
（みやた形成外科・皮ふクリニック　院長）

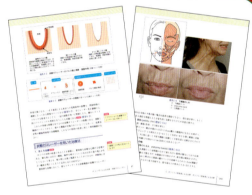

Non-Surgical 美容医療の基本の"キ"から、美容外科・美容皮膚科の領域で第一線を走る豪華執筆陣が行っている施術のコツまでを図総数 281 点、総頁数 400 頁にギッシリとつめこんだ，"超"実践講座!!

2017 年 7 月刊　B5 判　オールカラー
定価（本体価格 14,000 円＋税）

contents

Ⅰ　準備編
　　Non-Surgical 美容医療を始めるにあたって
Ⅱ　総　論
　　各種治療法総論
　　疾患ごとの考え方
Ⅲ　各　論
　A　レーザーによる治療
　　炭酸ガスレーザー
　　Er：YAG レーザー
　　Q スイッチアレキサンドライトレーザー・
　　　ルビーレーザー
　　Q スイッチ Nd：YAG レーザー
　　光治療
　　ロングパルスアレキサンドライトレーザー/
　　　ロングパルス Nd：YAG レーザー
　　付記：カーボンピーリング
　　ロングパルス Nd：YAG レーザー
　　ダイオードレーザー
　　フラクショナルレーザーの基本原理と
　　　ノンアブレイティブフラクショナルレーザー
　　フラクショナル Er：YAG レーザー
　　フラクショナル炭酸ガスレーザー
　　ピコ秒レーザー

　B　高周波による治療
　　単極型高周波と高密度焦点式超音波治療
　　Radiative 式高周波
　C　ボツリヌス菌毒素による治療
　　ボツリヌス菌毒素による治療
　　ボツリヌス菌毒素の注射手技：Microbotox
　D　注入剤による治療
　　ヒアルロン酸・レディエッセの注入手技①
　　ヒアルロン酸の注入手技②
　　PRP（多血小板血漿）療法
　E　糸による治療
　　スレッドリフト
　F　スキンケアによる治療
　　薬剤の経皮導入：水光注射
　　薬剤の経皮導入：エレクトロポレーション
　　ケミカルピーリング、トレチノイン
　　　およびハイドロキノン
　　マイクロダーマブレーション：
　　　ダイヤモンドピーリング
　G　手術による治療
　　顔面の解剖と手術の概念
Ⅳ　経　営
　　経営についての一般論・国内美容医療の状況

 全日本病院出版会　〒113-0033　東京都文京区本郷 3-16-4　Tel：03-5689-5989
www.zenniti.com　Fax：03-5689-8030

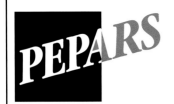

◆特集/鼻の再建外科

鼻尖形成術と鼻中隔延長術,鼻翼形成術
―トラブル症例に対する修復・再建―

横山　才也*

Key Words：鼻形成術(rhinoplasty),鼻修正術(secondary rhinoplasty),鼻中隔延長術(septal extension graft),下外側鼻軟骨(lower lateral cartilage),鼻中隔軟骨(septal cartilage)

Abstract　鼻尖部の修正術では,瘢痕減量,移植軟骨の増減や位置移動,下外側鼻軟骨の位置の修正などを複合的に行うことが多く,また鼻柱部においては下外側鼻軟骨,尾側鼻中隔軟骨,移植軟骨などの位置関係を修正する場合があり,単純な手術で終わらないケースを経験する.特に鼻中隔軟骨や同部位への移植軟骨の変形を合併する場合は修正が複雑となる.一方鼻翼は解剖学的な特徴で自由度が制限されており,鼻翼幅や鼻翼縁の修正は鼻尖を含めた修正が必要になることがあり,左右差や鼻翼基部瘢痕については,程度によっては修正を断念せざるを得ない.特に複数回の手術を受けたケースの中で,皮膚軟部組織の不足や軟骨の変形や欠損が著しいと,良好な結果を得ることは非常に難しい.

　修正術は,理想の鼻に近づけることを目的とする以外に,社会復帰のための形成外科的な側面を持つ治療となることも多い.

はじめに

　鼻の美容手術が認知されると,その修正術の存在も知られ,様々な依頼が増加している.自分に似合わなかった,希望した鼻の形とは若干異なるなど,結果をゴールとして受け入れることができなかったケースがある一方,奇異な印象や変形などを発症し,修正が必要な場合も少なくはない.

　本稿では,予期せぬ結果や希望とは明らかに異なる形態だったため,修正術が必要になったケースについて述べる.

手術を困難にする解剖

　鼻尖は皮膚,軟部組織,軟骨および軟骨間の線維組織(構造物)で構成され,そのかたちは皮膚の厚さ,皮下脂肪の量,左右の下外側鼻軟骨(以下,LLC)の形態,鼻中隔軟骨(以下,SC)の大きさに依存する.また鼻柱の形は内側脚の幅と尾側鼻中隔辺縁の位置によって決まり,鼻翼は厚い皮膚と硬い線維組織から構成され,形態はLLCの影響を受け,Pyriform ligamentによって自由度が制限される.

　各パーツは相互に関わっており,増量,減量,位置を変えるなどで,鼻尖・鼻柱・鼻翼の形を計画通りに変化させることは難しい.

　そのため術者は慎重に手術を行うべきであり,予想に反した結果が出た場合には手術中に可能な限り修正を行うべきである.

鼻の修正術

　修正を希望する患者には,何が満足できなかったか,理想と結果にどの程度の乖離があったかを

---

* Toshiya YOKOYAMA, 〒104-0061　東京都中央区銀座5-1-15　第一御幸ビル4階　銀座すみれの花形成クリニック,院長

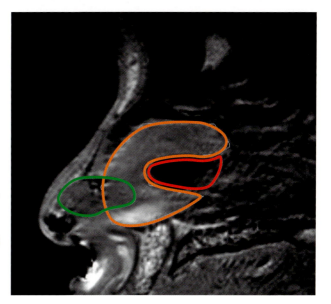

図 1.
MRI 画像
鼻中隔軟骨と耳甲介軟骨で SEG が行われたケース
　オレンジ：残存する鼻中隔軟骨
　赤：鼻中隔軟骨が採取され,欠損した部位
　緑：SEG で移植された鼻中隔軟骨

明確にするよう促し,特に複数の不満点を持つ場合は,それらを整理し,優先順位をつけるよう指導する.

　受けた手術については可能な限り詳しい内容を聞き出し,詳細不明な場合はMRI検査が有用なこともある(図1).

筆者が考える修正術の適応は,
① 外鼻形態に異常がある
② 機能面に問題がある
③ 社会生活に支障がある
④ 明らかに希望した形とは異なる
⑤ 心療内科を受診する必要がない,あるいは治療中であれば担当医からの手術許可を受けた患者
などである.

　鼻尖の修正術は,瘢痕減量,移植軟骨の増減や位置移動,LLC の位置の修正などを複合的に行うことが多く,単純な組織増減術以外はオープン・アプローチが適している[1].また鼻柱の修正も内側脚を含めた LLC と尾側 SC との関係を確認する必要があり,同様のアプローチが求められることが少なくない.鼻翼幅や鼻翼縁の修正では,鼻翼基部の追加減量や複合組織移植によって効果が得られないことがあり,LLC を含めた修正術が必要になることもある.

1. 鼻尖縮小術の修正

　鼻尖縮小術後に多い訴えは,鼻尖の尖り・向き,鼻穴が見えるようになった,鼻尖と鼻翼の境界における陥凹などである.これらに対してはLLCの修正,移植軟骨の減量,陥凹部に自家組織を移植するなどで症状を軽減できるが,LLC が左右非対称に分断され,連続性を失ったケースでは,治療に難渋する.

2. 鼻中隔延長術(以下,SEG)の修正

　鼻尖や鼻柱の過度な移動,鼻尖の方向,偏位が修正希望のほとんどである.

　SEGでは,内側脚を左右に開き,膜性鼻中隔を前鼻中隔角まで剥離するため,その連続性は絶たれる.そのため SC に移植固定した軟骨を摘出すると鼻尖を支持する力が失われ,中間・内側脚の正中縫合だけでは,projection が維持できず,加えて鼻柱の後退,鼻柱口唇角の開大や狭小を発症することがある.そのため修正では,SC に移植された軟骨を可能な限り温存し,修正を検討する[2].

　SEG の修正では,瘢痕減量,onlay graft の量や位置の調整は比較的容易であるが,LLC の位置を変える時は鼻孔上縁の動きに注意が必要である.尾側に向いた nasal tip を頭側に移動する場合,LLC の動きとともに鼻孔上縁が頭側に移動し,予想外に正面から鼻穴が見えることがある.この場合鼻孔縁下降のために alar spreader graft や alar extension graft などを検討する.一方 nasal tip を尾側に向けるため,LLC を下方に移動したにも関

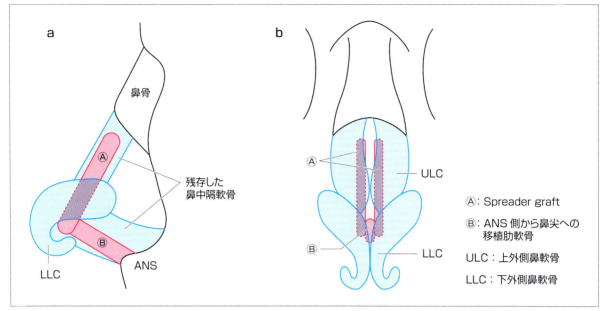

図 2. 肋軟骨 2 方向による修復・再建
Ⓐ：Spreader graft
Ⓑ：ANS 側から鼻尖への移植肋軟骨

わらず，鼻孔上縁が移動しないケースもあり，同様の対策を検討する．

SC に移植された軟骨の種類によっても手術対応は変わる．耳介軟骨のみで SEG が行われているケースでは，移植軟骨が軟化しているため，LLC の位置を移動することには慎重であるべきで，場合によっては軟骨による移植部補強や再 SEG も検討する．

SEG 後の鼻尖鼻柱の軽微な偏位は，LLC の再縫合で修正が可能であるが，修正希望の多くは偏位が著しく，耳介軟骨による補強だけでは術後の安定性に欠け，鼻中隔軟骨や肋軟骨による追加固定や再 SEG が適している[3]．ただし移植軟骨固定部の SC は脆弱になっていることがほとんどであり[4]，SC の大きさや移植固定の部位や範囲によっては，術後の安定性を考えると肋軟骨を使った修正が適している．

また SEG では後方の SC を採取・移植し，鼻尖の延長を行うことがあり，SC の採取方法や採取量が原因で著しい偏位や Midvault 変形を発症するケースがある．この場合は，残存する比較的強固な鼻背側 SC に肋軟骨で左右 spreader graft を行い，前鼻棘側（以下，ANS 側）から鼻尖に移植した肋軟骨とともに 2 方向で修正することもある[5]（図2）．

最近では海外で SEG を受ける患者数が増加しており，中には初回手術で既に paired spreader graft と ANS 側からの paired batten graft を受けている患者が見られる．これらのケースでは多くが SC も採取され，irradiated homologous costal cartilage（IHCC）が使用されていると，修正はより困難になる．

3．鼻翼の修正術

鼻翼については，傷あと，左右差の訴えが多い．鼻翼基部の傷あとを修正するには追加切除が必要であり，患者は修正術後の鼻翼の変化を理解しなければならない．左右差の修正においても同様である．中間・内側脚が左右に開いているケースでは，鼻翼縮小術の効果が少なく，SEG によって鼻翼を正中に寄せ，鼻翼幅を減少できる．

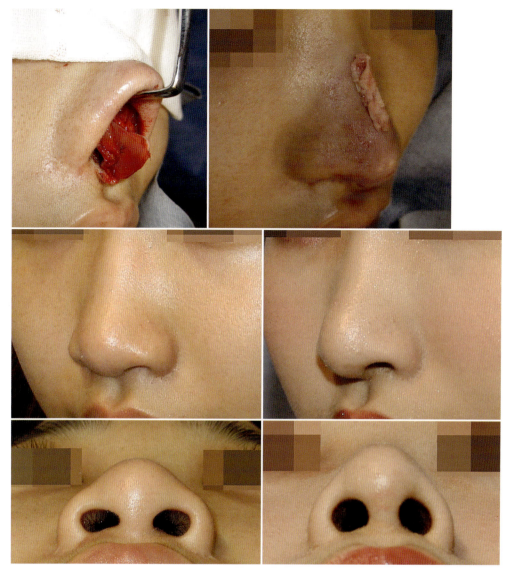

図 3. 症例 1：27 歳，女性
a：鼻中隔軟骨と耳介軟骨で SEG
b：鼻背に砕いた耳介軟骨移植
c, e：術前
d, f：術後 12 か月

症　例

鼻翼縮小術による平坦化した鼻尖の修正

症例 1（図 3）：27 歳，女性

主　訴：① 鼻尖の平坦化，② 広い鼻翼幅，③ 鼻翼基部の傷あと

2 年前，他院で鼻翼縮小術（外側切除術），1 年前に同医院で再度鼻翼縮小術（全層切除術）を受けたが，鼻翼の広がりは改善せず，鼻尖が低くなった．

手　術：鼻孔上縁が平坦化しており，左右の中間脚が開いていると推察され，耳介軟骨と後方 SC の移植による SEG を行った．鼻背には砕いた耳介軟骨を移植した．

術後 12 か月，鼻尖の高さは維持され，鼻翼幅は狭くなっていた．鼻翼基部の傷跡はメイクで隠すことができ，鼻尖鼻翼の改善で傷あとは気にならなくなった．

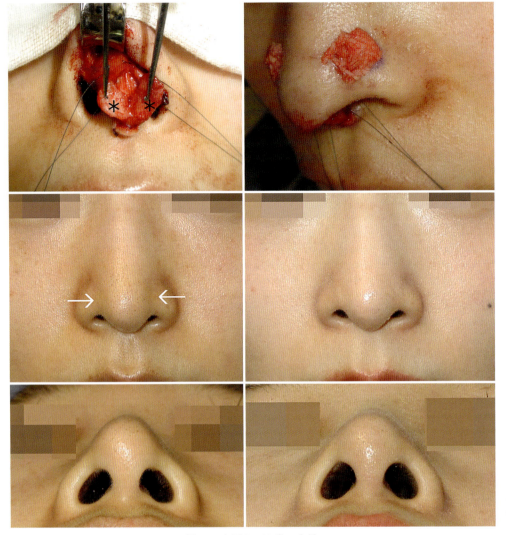

図 4. 症例 2：26 歳，女性
a：正中に縫合された左右中間脚を剝離し，元の位置に戻した（＊は中間脚の剝離面）．
b：陥凹した鼻尖鼻翼境界の皮下に細かく砕いた耳介軟骨を移植した．
c，e：術前（白矢印は陥凹部）
d，f：術後 12 か月

鼻尖縮小術の修正

症例 2（図 4）：26 歳，女性

主 訴：① 鼻先が尖った，② 鼻尖と鼻翼の境界が凹んだ．

4 年前他院で鼻尖縮小術と鼻尖部皮下脂肪切除術を受け，上記を発症した．2 年前同クリニックで陥凹部に筋膜移植を受けたが，術後 4 か月で陥凹部は術前に戻った．

手 術：切離された左右の LLC が正中で縫合固定されており，鋭的に剝離し，可能な限りそれぞれを元の位置に戻し，縫合した．陥凹部である LLC 外側部には，細かく潰した耳介軟骨を移植した．

術後 12 か月，鼻尖の尖りは軽減し，鼻尖と鼻翼境界の凹みも改善した．

鼻尖形成術（Columellar strut 法）の修正

症例 3（図 5）：28 歳，女性

主 訴：① 鼻翼の下垂，② 鼻柱の偏位，③ 鼻穴の左右差

4 年前に鼻背を肋軟骨で隆鼻，耳介軟骨で鼻尖形成を行ったが，術後 2 か月には鼻柱が後退し，それに伴って鼻柱偏位と鼻孔の左右差が出現した．

手 術：左右内側脚の間に耳介軟骨が Columel-

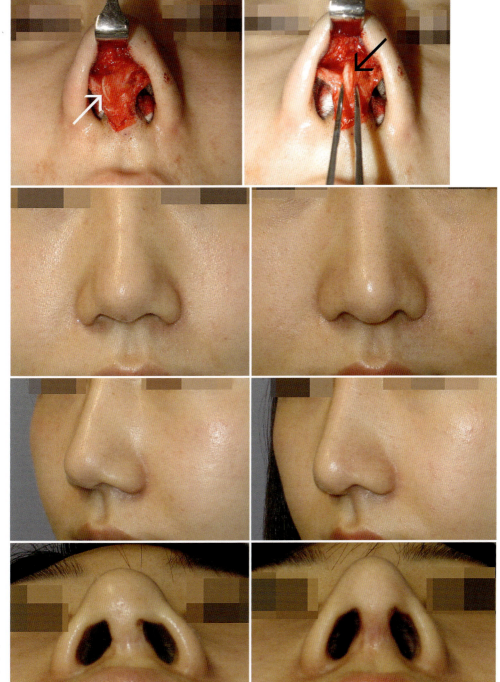

図 5. 症例 3：28 歳，女性
a：左右内側脚の間に移植された耳介軟骨は右に著しく偏位していた(白矢印).
b：a の耳介軟骨は columellar strut(黒矢印)であり，前鼻棘には固定されておらず，up-ward rotation を認めた.
c, e, g：術前　　d, f, h：術後 6 か月

lar strut として移植され，septal angle とともに偏位し，up-ward rotation を発症していた[6]．これが鼻柱の後退と偏位の原因になっていた．偏位した SC を矯正するように肋軟骨を移植し，SEG を行った．

術後 6 か月，鼻柱の偏位と後退は改善し，鼻孔の左右差は改善していた．

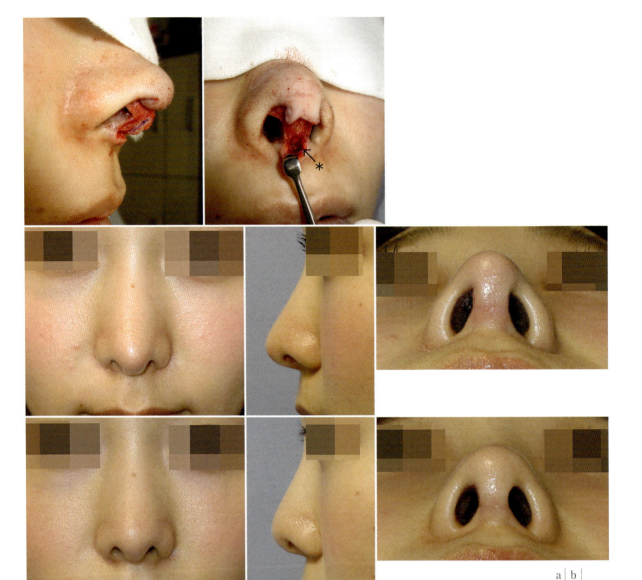

図 6. 症例 4：25 歳，女性
a：鼻柱を後退させるために移植軟骨を減量した(ピオクタニンブルーは切除線).
b：違和感の原因であった鼻柱基部から ANS 側の移植軟骨を摘出した(＊摘出後).
c, e, g：術前
d, f, h：術後 6 か月

SEG の修正

症例 4(図 6)：25 歳，女性

主　訴：① 鼻先が長い，② 笑う時に鼻の下に違和感がある．

6 か月前に他院で鼻中隔軟骨と耳介軟骨による SEG を受けた．

手　術：LLC を左右に開き，鼻柱部から ANS 近くまで移植された鼻中隔軟骨を減量した．

手術翌日より笑った時の違和感は消失し，1 か月後に復職できた．術後 6 か月，マスクを使うことなく仕事ができていた．

SEG の修正

症例 5(図 7)：21 歳，女性

主　訴：① 希望とは異なり，鼻先が斜め下方に長く，小鼻が張り出した，② 鼻先が傾き，鼻穴の形に左右差ができた．

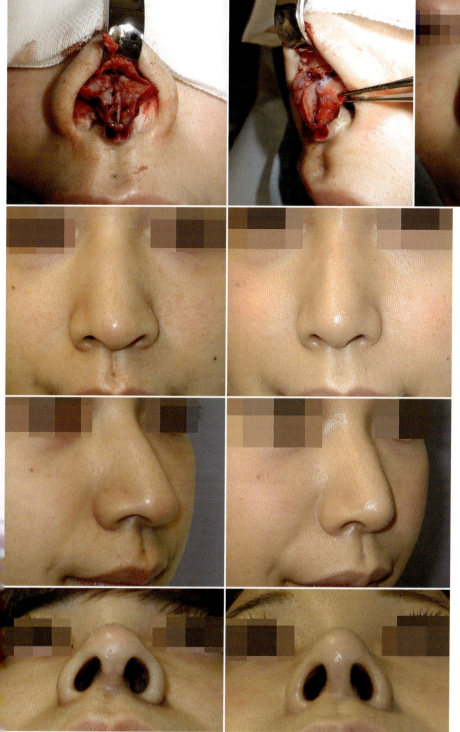

図 7.
症例 5：21 歳，女性
 a：左右非対称に LLC が移植軟骨に縫合され，偏位していた．
 b：LLC を左右に開き，移植軟骨を減量した．
 c：移植軟骨と内側脚が正中に位置するように左右 LLC を再度縫合した．
 d, f, h：術前
 e, g, i：術後 6 か月

　2 週間前に他院で鼻中隔軟骨による unilateral SEG（片側鼻中隔延長術）を受けた．

　手　術：移植された鼻中隔軟骨を減量し，左右内側脚が正中に位置するように LLC を頭側に再度縫合した．また LLC 頭側はスリット状に減量した．

　術後 6 か月，過度に長かった鼻尖は改善していた．また鼻尖鼻柱に偏位はなく，鼻翼の張り出しが軽減するとともに鼻尖幅が狭くなっていた．

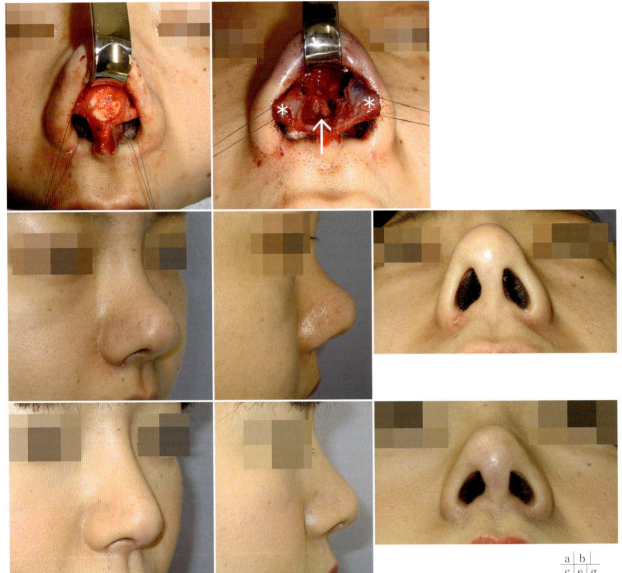

図 8. 症例 6：21 歳，女性
a：SEG によって LLC が過度に前方へ縫合固定されていた．
b：SC に移植された耳介軟骨を摘出．白矢印はやや軟化した SC，＊は変形した LLC
c, e, g：術前
d, f, h：術後 4 か月

SEG の修正

症例 6（図 8）：21 歳，女性

主　訴：① 鼻先が前方に向き，目立った鼻になった，② 鼻穴に左右差ができた，③ 眉間がプロテーゼで高くなった．

4 か月前に他院でシリコンプロテーゼ挿入術を受けた．2 か月前に別のクリニックで耳介軟骨による SEG と鼻翼縮小術を受けたが，術後にプロテーゼが頭側に移動した．

手　術：SC に移植された耳介軟骨は軟化しており，これらは鼻尖方向の修正には利用できないと判断し，後方 SC と残存する耳甲介軟骨を採取し，再 SEG を行った．

またシリコンプロテーゼは皮下に入っており，

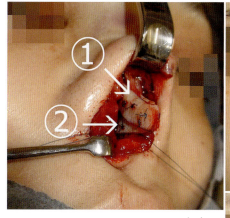
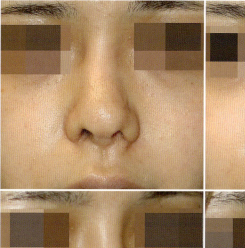
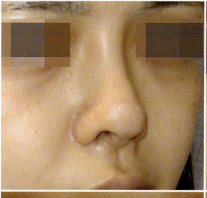
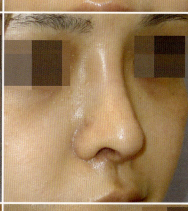
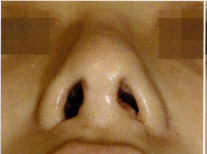
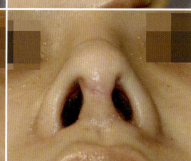

図 9.
症例 7：24 歳，女性
a：① 鼻背側 paired spreader grafts,
　② 後部 SC から鼻尖への unilateral graft
b, d, f：術前
c, e, g：術後 3 か月
f, g：鼻柱に認めた斜めの傷あとを切開した．

鼻骨骨膜下に新たなシリコンプロテーゼを挿入した．

修正術によって奇異な印象はなくなり，術後 1 か月でマスクをはずすことができた．術後 4 か月，鼻尖は瘢痕でやや硬かったが形態に問題はなかった．

SEG の修正

症例 7（図 9）：24 歳，女性

主　訴：① 鼻先が傾いた，② 左鼻孔内に突出が出現，③ 鼻先が平坦になった，④ 眉間から鼻根にかけての段差が出現

3 年前に他院で鼻尖縮小術および鼻翼縮小術，2 年前に別のクリニックで右肋軟骨による鼻背隆鼻術と SEG を受けた．1 年前，鼻根部が低くなったので同クリニックで左肋骨と真皮脂肪移植による修正術を受けた．

手　術：鼻背の肋軟骨を摘出し，I 型シリコンプロテーゼを挿入した．SC に移植された肋軟骨 paired grafts は，右側は不安定に縫合され，左側は SC に固定されておらず，鼻孔内に突出していた．そのため支持力が不足し，鼻尖の平坦化と偏位が発症したと考えられた．尾側鼻中隔に著しい偏位と軟化があったため，肋骨を採取し，鼻背側 paired spreader grafts と後部 SC からの unilateral graft の 2 方向で鼻尖部を支持した．術後 3 か月，平坦であった鼻尖，鼻孔内の突出は改善し，鼻根の段差は消失した．

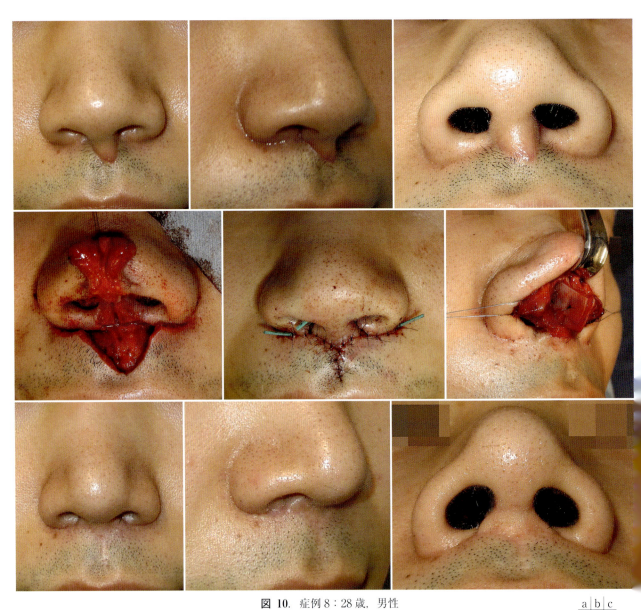

図 10. 症例 8：28 歳，男性
a〜c：初診時
d：1 回目手術．白唇部に縫合された鼻柱基部を切離
e：術直後
f：2 回目手術．SEG で鼻尖形成
g〜i：2 回目手術から 6 か月後

a	b	c
d	e	f
g	h	i

鼻柱および鼻尖の修正

症例 8（図 10）：28 歳，男性

主　訴：① 奇異な鼻柱基部，② 術後に鼻先が低くなった．

1 か月前に他院で鼻柱を下降させる手術を受けたが，鼻柱基部が白唇部に縫合された．

手　術：本人の仕事の都合で 2 回に分けて修正術を行った．1 回目は鼻柱基部から鼻柱部鼻孔縁を切開し，いったん鼻柱を元の位置に戻した．低くなった鼻尖に対しては，半年後に鼻中隔軟骨による paired batten type の SEG を行った．

2 回目の手術から 6 か月後，鼻尖の高さは維持され，白唇部の線状痕は軽快した．

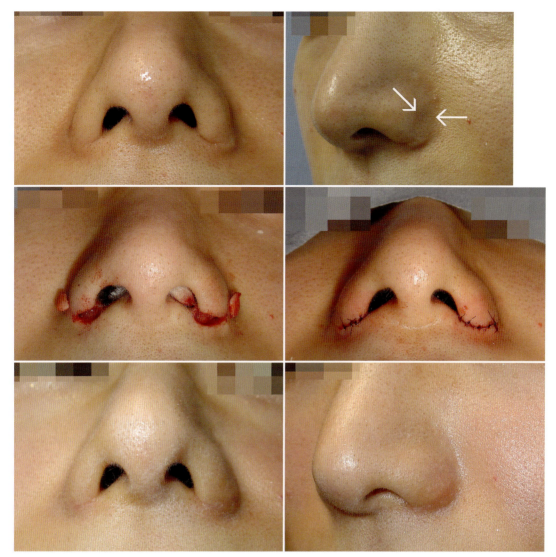

a	b
c	d
e	f

図 11. 症例 9：30 歳，女性
a，b：術前（白矢印は陥凹部）
c：鼻翼基部切除と鼻翼外側部の陥凹に軟骨移植
d：術直後
e，f：術後 3 か月

鼻翼縮小術の修正

症例 9（図 11）：30 歳，女性

主　訴：① 鼻翼基部の傷あと，② 鼻翼外側部の凹み

6 か月前に鼻翼縮小術を受けたが，縫合部の段差と鼻翼外側部の陥凹が残った．

手　術：鼻翼基部の段差を含め，幅 2 mm 程度の皮膚切除術を行い，陥凹部の皮下には耳珠軟骨を移植した．

術後 3 か月，段差の傷あとは消失し，陥凹部も改善していた．

おわりに

整容面に問題があり，明らかに修正術を必要とするケースばかりでなく，気軽に受けたつもりが結果を受け入れることができず，修正を希望する患者も珍しくない．また複数回の修正術で着地点を見失い，自分の鼻がどうあるべきか判断できなくなった患者も時々見かける．鼻の修正術は容易でなく，一旦手を加えられた皮膚や軟部組織は元

に戻らないことを患者は十分理解する必要がある.

　鼻の美容手術はコンプレックスを解消すること
が可能だが，時として患者に大きな負担を与える
ため，術前には執刀医からの十分な説明が必要
で，患者は手術への理解が求められる．また医師
は修正術の適応がないと判断した場合は，患者に
断念させることも重要な責務である.

参考文献

1) Rohrich, R. J., et al.：The importance of the anterior septal angle in the open dorsal approach to rhinoplasty. Plast Reconstr Surg. **139**：604-612, 2017.
　　Summary　オープン・アプローチの有用性についての報告.

2) Byrd, H. S., et al.：Septal extension grafts：A method of controlling tip projection shape. Plast Reconstr Surg. **100**：999-1010, 1997.
　　Summary　Tip projection のための SEG の有用性についての報告.

3) Han, K., et al.：Complete septal extension grafts using porous high-density polyethylene sheets for the westernization of the Asian nose. Plast Reconstr Surg. **130**：106e-115e, 2012.
　　Summary　アジア人の鼻中隔軟骨の特徴について記載.

4) 福田慶三：【鼻の美容外科】鼻中隔延長術. PEPARS. **105**：47-54，2015.
　　Summary　SEG における術式の工夫，術後の問題点についての教科書的報告.

5) Ha, R. Y., Byrd, H. S.：Septal extension grafts revisited：6-year experience in controlling nasal tip projection and shape. Plast Reconstr Surg. **112**：1929-1935, 2003.
　　Summary　鼻背側Spreader grafts と鼻柱側Batten graft の 2 方向 SEG の経過報告.

6) Kang, J.G., Ryu, J.：Nasal tip surgery using a modified septal extension graft by means of extended marginal incision. Plast Reconstr Surg. **123**：343-352, 2009.
　　Summary　Columellar strut の合併症である upward rotation とその修正について記載.

ピン・ボード

第2回アジア太平洋瘢痕医学会
（The 2nd Congress of The Asian Pacific Society for Scar Medicine：The 2nd APSSM）
〈共同開催〉
第14回瘢痕・ケロイド治療研究会
（The 14th Meeting of The Japan Scar Workshop：The 14th JSW）

会　期：2019年11月2日（土）・3日（日）
会　場：秋葉原UDX
　　　　〒101-0021　東京都千代田区外神田4-14-1
　　　　TEL：03-3254-8421
大会会長：
　　小川　令（日本医科大学　形成外科学教室）
第2回アジア太平洋瘢痕医学会会長：
　　Yixin Zhang（上海第九人民病院　形成外科）
　　小川　令（日本医科大学　形成外科学教室）
演題募集：2019年4月1日（月）12：00～6月20日（木）
　　　　12：00
- 全ての演題はインターネットによるオンライン登録にて受付いたします.
- 詳細は学会HPにてご確認ください.
- 使用言語
　　The 2nd APSSM：抄録・発表・質疑応答とも英語
　　The 14th JSW：抄録・発表・質疑応答とも日本語
　※なお，第14回瘢痕・ケロイド治療研究会の筆頭演者は，研究会会員に限りますので，非会員の方は予め入会手続きをしてください.
事前参加受付期間：
　Early Bird：2018年12月20日（木）12時～2019年6月20日（木）11時59分
　Regular：2019年6月20日（木）12時～2019年9月30日（月）11時59分
　詳細は学会HPにてご確認ください.
URL：http://gakkai.co.jp/scar2019/ja/index.html
事務局：日本医科大学　形成外科学教室
　　　　担当：土肥輝之，赤石諭史
　　　　〒113-8603　東京都文京区千駄木1-1-5
　　　　TEL：03-5814-6208　FAX：03-5685-3076
運営事務局：株式会社学会サービス
　　　　〒150-0032　東京都渋谷区鶯谷町7-3-101
　　　　TEL：03-3496-6950　FAX：03-3496-2150
　　　　E-mail：scar2019@gakkai.co.jp

第31回日本眼瞼義眼床手術学会

会　期：2020年2月22日（土）
会　長：垣淵正男（兵庫医科大学形成外科学講座　主任教授）
会　場：兵庫医科大学平成記念会館
　　　　〒663-8124　兵庫県西宮市小松南町2-6
　　　　TEL：0798-45-6753
テーマ：様々な視点から
HP：http://plaza.umin.ac.jp/~gigan31/
演題募集期間：2019年10月8日（火）～2019年11月13日（水）
事務局：兵庫医科大学形成外科
　　　　第31回眼瞼義眼床手術学会事務局
　　　　〒663-8501　兵庫県西宮市武庫川町1番1号
　　　　Tel：0798-45-6753　Fax：0798-45-6975
　　　　Email：gigan31@hyo-med.ac.jp

FAX による注文・住所変更届け

改定：2015 年 1 月

毎度ご購読いただきましてありがとうございます．

読者の皆様方に小社の本をより確実にお届けさせていただくために，FAX でのご注文・住所変更届けを受けつけております．この機会に是非ご利用ください．

◎ご利用方法

FAX 専用注文書・住所変更届けは，そのまま切り離して FAX 用紙としてご利用ください．また，注文の場合手続き終了後，ご購入商品と郵便振替用紙を同封してお送りいたします．**代金が 5,000 円をこえる場合，代金引換便とさせて頂きます．**その他，申し込み・変更届けの方法は電話，郵便はがきも同様です．

◎代金引換について

本の代金が 5,000 円をこえる場合，代金引換とさせて頂きます．配達員が商品をお届けした際に，現金またはクレジットカード・デビットカードにて代金を配達員にお支払い下さい(本の代金＋消費税＋送料)．(※年間定期購読と同時に 5,000 円をこえるご注文を頂いた場合は代金引換とはなりません．郵便振替用紙を同封して発送いたします．代金後払いという形になります．送料は定期購読を含むご注文の場合は頂きません)

◎年間定期購読のお申し込みについて

年間定期購読は，1 年分を前金で頂いておりますため，代金引換とはなりません．郵便振替用紙を本と同封または別送いたします．送料無料，また何月号からでもお申込み頂けます．

毎年末，次年度定期購読のご案内をお送りいたしますので，定期購読更新のお手間が非常に少なく済みます．

◎住所変更届けについて

年間購読をお申し込みされております方は，その期間中お届け先が変更します際，必ずご連絡下さいますようよろしくお願い致します．

◎取消，変更について

取消，変更につきましては，お早めに FAX，お電話でお知らせ下さい．

返品は，原則として受けつけておりませんが，返品の場合の郵送料はお客様負担とさせていただきます．その際は必ず小社へご連絡ください．

◎ご送本について

ご送本につきましては，ご注文がありましてから約 1 週間前後とみていただきたいと思います．お急ぎの方は，ご注文の際にその旨をご記入ください．至急送らせていただきます．2～3 日でお手元に届くように手配いたします．

◎個人情報の利用目的

お客様から収集させていただいた個人情報，ご注文情報は本サービスを提供する目的(本の発送，ご注文内容の確認，問い合わせに対しての回答等)以外には利用することはございません．

その他，ご不明な点は小社までご連絡ください．

株式会社 全日本病院出版会

〒 113-0033 東京都文京区本郷 3-16-4-7 F
電話 03(5689)5989 FAX03(5689)8030 郵便振替口座 00160-9-58753

FAX 専用注文書
形成・皮膚 1909

| | | 年 月 日 |

○印	PEPARS	定価(消費税込み)	冊数
	2020 年 1 月～12 月定期購読(送料弊社負担)	42,020 円 (消費税 10%込み)	
	PEPARS No. 147 美容医療の安全管理とトラブルシューティング 増大号	5,616 円	
	PEPARS No. 135 ベーシック&アドバンス 皮弁テクニック 増大号	5,616 円	
	バックナンバー(号数と冊数をご記入ください) No.		

○印	Monthly Book Derma.	定価(消費税込み)	冊数
	2020 年 1 月～12 月定期購読(送料弊社負担)	42,130 円 (消費税 10%込み)	
	MB Derma. No. 281 これで鑑別は OK!ダーモスコピー診断アトラス 増刊号	6,048 円	
	MB Derma. No. 275 外来でてこずる皮膚疾患の治療の極意 増大号	5,184 円	
	MB Derma. No. 268 これが皮膚科診療スペシャリストの目線!診断・検査マニュアル 増刊号	6,048 円	
	バックナンバー(号数と冊数をご記入ください) No.		

○印	瘢痕・ケロイド治療ジャーナル		
	バックナンバー(号数と冊数をご記入ください) No.		

○印	書籍	定価(消費税8%)	冊数
	グラフィック リンパ浮腫診断―医療・看護の現場で役立つケーススタディ―	7,344 円	
	整形外科雑誌 Monthly Book Orthopaedics 創刊 30 周年記念書籍 骨折治療基本手技アトラス	16,200 円	
	足育学　外来でみるフットケア・フットヘルスウェア	7,560 円	
	ケロイド・肥厚性瘢痕 診断・治療指針 2018	4,104 円	
	実践アトラス 美容外科注入治療　改訂第 2 版	9,720 円	
	ここからスタート!眼形成手術の基本手技	8,100 円	
	Non-Surgical 美容医療超実践講座	15,120 円	
	カラーアトラス 爪の診療実践ガイド	7,776 円	
	皮膚科雑誌 Monthly Book Derma. 創刊 20 年記念書籍 そこが知りたい 達人が伝授する日常皮膚診療の極意と裏ワザ	12,960 円	
	創傷治癒コンセンサスドキュメント―手術手技から周術期管理まで―	4,320 円	

○	書 名	定価	冊数	○	書 名	定価	冊数
	イラストからすぐに選ぶ 漢方エキス製剤処方ガイド	5,940 円			化粧医学―リハビリメイクの心理と実践―	4,860 円	
	複合性局所疼痛症候群(CRPS)をもっと知ろう	4,860 円			カラーアトラス 乳房外 Paget 病―その素顔―	9,720 円	
	スキルアップ!ニキビ治療実践マニュアル	5,616 円			超アトラス眼瞼手術	10,584 円	
	見落とさない!見間違えない!この皮膚病変	6,480 円			イチからはじめる 美容医療機器の理論と実践	6,480 円	
	図説 実践手の外科治療	8,640 円			アトラスきずのきれいな治し方 改訂第二版	5,400 円	
	使える皮弁術　上巻	12,960 円			使える皮弁術　下巻	12,960 円	
	匠に学ぶ皮膚科外用療法	7,020 円			腋臭症・多汗症治療実践マニュアル	5,832 円	

お名前	フリガナ		診療科	
		印		

ご送付先　〒　－

□自宅　　□お勤め先

電話番号　　　　　　　　　　　　　　□自宅　□お勤め先

バックナンバー・書籍合計
5,000 円以上のご注文
は代金引換発送になります

―お問い合わせ先―
㈱全日本病院出版会営業部
電話 03(5689)5989

FAX 03(5689)8030

FAX 03-5689-8030

全日本病院出版会行

年　月　日

住 所 変 更 届 け

お 名 前	フリガナ	
お客様番号		毎回お送りしています封筒のお名前の右上に印字されております8ケタの番号をご記入下さい。
新お届け先	〒　　　　　都道府県	
新電話番号	（　　　　　）	
変更日付	年　月　日より	月号より
旧お届け先	〒	

※　年間購読を注文されております雑誌・書籍名に✓を付けて下さい。

- □ Monthly Book Orthopaedics（月刊誌）
- □ Monthly Book Derma.（月刊誌）
- □ 整形外科最小侵襲手術ジャーナル（季刊誌）
- □ Monthly Book Medical Rehabilitation（月刊誌）
- □ Monthly Book ENTONI（月刊誌）
- □ PEPARS（月刊誌）
- □ Monthly Book OCULISTA（月刊誌）

FAX 03-5689-8030

全日本病院出版会行

PEPARS

バックナンバー一覧

2016 年

No. 109 他科に学ぶ形成外科に必要な知識
　　　　―頭部・顔面編―
　　　　編集/吉本信也

No. 110 シミ・肝斑治療マニュアル　好評につき増刷
　　　　編集/山下理絵

No. 111 形成外科領域におけるレーザー・光・高周波治療　増大号
　　　　編集/河野太郎

No. 112 顔面骨骨折の治療戦略
　　　　編集/久徳茂雄

No. 113 イチから学ぶ！頭頸部再建の基本
　　　　編集/橋川和信

No. 114 手・上肢の組織損傷・欠損 治療マニュアル
　　　　編集/松村 一

No. 115 ティッシュ・エキスパンダー法 私の工夫
　　　　編集/梶川明義

No. 116 ボツリヌストキシンによる美容治療 実践講座
　　　　編集/新橋 武

No. 117 ケロイド・肥厚性瘢痕の治療
　　　　―我が施設(私)のこだわり―
　　　　編集/林 利彦

No. 118 再建外科で初心者がマスターすべき
　　　　10 皮弁　好評につき増刷
　　　　編集/関堂 充

No. 119 慢性皮膚潰瘍の治療
　　　　編集/館 正弘

No. 120 イチから見直す植皮術
　　　　編集/安田 浩

2017 年

No. 121 他科に学ぶ形成外科に必要な知識
　　　　―四肢・軟部組織編―
　　　　編集/佐野和史

No. 122 診断に差がつく皮膚腫瘍アトラス
　　　　編集/清澤智晴

No. 123 実践！よくわかる縫合の基本講座　増大号
　　　　編集/菅又 章

No. 124 フェイスリフト 手術手技アトラス
　　　　編集/倉片 優

No. 125 ブレスト・サージャリー 実践マニュアル
　　　　編集/岩平佳子

No. 126 Advanced Wound Care の最前線
　　　　編集/市岡 滋

No. 127 How to 局所麻酔&伝達麻酔
　　　　編集/岡崎 睦

No. 128 Step up!マイクロサージャリー
　　　　―血管・リンパ管吻合，神経縫合応用編―
　　　　編集/稲川喜一

No. 129 感染症をもっと知ろう！
　　　　―外科系医師のために―
　　　　編集/小川 令

No. 130 実践リンパ浮腫の治療戦略
　　　　編集/古川洋志

No. 131 成長に寄り添う私の唇裂手術
　　　　編集/大久保文雄

No. 132 形成外科医のための皮膚病理講座にようこそ
　　　　編集/深水秀一

2018 年

No. 133 頭蓋顎顔面外科の感染症対策
　　　　編集/宮脇剛司

No. 134 四肢外傷対応マニュアル
　　　　編集/竹内正樹

No. 135 ベーシック&アドバンス皮弁テクニック　増大号
　　　　編集/田中克己

No. 136 機能に配慮した頭頸部再建
　　　　編集/櫻庭 実

No. 137 外陰部の形成外科
　　　　編集/橋本一郎

No. 138 "安心・安全"な脂肪吸引・注入マニュアル
　　　　編集/吉村浩太郎

No. 139 義眼床再建マニュアル
　　　　編集/元村尚嗣

No. 140 下肢潰瘍・下肢静脈瘤へのアプローチ
　　　　編集/大浦紀彦

No. 141 戦略としての四肢切断術
　　　　編集/上田和毅

No. 142 STEP UP! Local flap
　　　　編集/中岡啓喜

No. 143 顔面神経麻痺治療のコツ
　　　　編集/松田 健

No. 144 外用薬マニュアル
　　　　―形成外科ではこう使え！―
　　　　編集/安田 浩

2019 年

No. 145 患児・家族に寄り添う血管腫・脈管奇形の医療
　　　　編集/杠 俊介

No. 146 爪・たこ・うおのめの診療
　　　　編集/菊池 守

No. 147 美容医療の安全管理と
　　　　トラブルシューティング　増大号
　　　　編集/大慈弥裕之

No. 148 スレッドリフト 私はこうしている
　　　　編集/征矢野進一

No. 149 手・指・爪の腫瘍の診断と治療戦略
　　　　編集/島田賢一

No. 150 穿通枝皮弁をあやつる！
　　　　―SCIP flap を極める編―
　　　　編集/成島三長

No. 151 毛の美容外科
　　　　編集/武田 啓

No. 152 皮膚悪性腫瘍はこう手術する
　　　　―Oncoplastic Surgery の実際―
　　　　編集/野村 正・寺師浩人

各号定価 3,240 円．ただし，増大号のため，No. 111 は，定価 5,000 円＋税，No. 123, 135, 147 は 5,200 円＋税．
在庫僅少品もございます．品切の場合はご容赦ください．
　　　　　　　　　　　　　　　　　　　　（2019 年 8 月現在）
本頁に掲載されていないバックナンバーにつきましては，
弊社ホームページ(http://www.zenniti.com)をご覧下さい．

┌─────────────────────────┐
│ **2020 年　年間購読　受付中！**
│ 年間購読料　42,020 円(消費税 10％込) (送料弊社負担)
│ (通常号 11 冊＋増大号 1 冊：合計 12 冊)
└─────────────────────────┘

click

全日本病院出版会　　　　　　　　検 索

次号予告

形成外科におけるエコー活用術

No.154（2019 年 10 月号）
編集／日本大学准教授　　　　　副島　一孝

皮弁術における術前・術中エコー活用術
………………………………佐次田　保徳
遊離皮弁術後モニタリングにおける
　エコー活用術………………荻野　晶弘ほか
皮膚・皮下腫瘍診断におけるエコー活用術
………………………………山本　洋輔
ケロイド・肥厚性瘢痕の診療における
　エコーの活用………………綾　　梨乃
血管腫・血管奇形の治療における
　エコー活用術………………尾崎　　峰
下肢血管評価におけるエコー活用術
………………………………此枝　央人
鼻骨骨折整復時のエコー活用術…貝田　　亘
頬骨骨折術中のエコー活用術……樫村　　勉ほか
インプラントによる乳房再建術後管理における
　エコー活用術………………加藤　千絵子ほか
光音響イメージング法を用いた熱傷深度診断と
　移植皮膚生着評価……………角井　泰之ほか

編集顧問：栗原邦弘　中島龍夫	
百束比古　光嶋　勲	**No. 153　編集企画：**
編集主幹：上田晃一　大阪医科大学教授	三川信之　千葉大学教授
大慈弥裕之　福岡大学教授	
小川　令　日本医科大学教授	

PEPARS　No. 153

2019 年 9 月 15 日発行（毎月 1 回 15 日発行）

定価は表紙に表示してあります.

Printed in Japan

Ⓒ ZEN・NIHONBYOIN・SHUPPANKAI, 2019

発行者　　末　定　広　光
発行所　　株式会社　**全日本病院出版会**
〒 113-0033 東京都文京区本郷 3 丁目 16 番 4 号
　　電話（03）5689-5989　Fax（03）5689-8030
　　郵便振替口座 00160-9-58753

印刷・製本　三報社印刷株式会社　　　　電話（03）3637-0005
広告取扱店　㈱日本医学広告社　　　　　電話（03）5226-2791

- 本誌に掲載する著作物の複製権・翻訳権・上映権・譲渡権・公衆送信権（送信可能化権を含む）は株式会社 全日本病院出版会が保有します.
- **JCOPY** ＜（社）出版者著作権管理機構　委託出版物＞
 本誌の無断複写は著作権法上での例外を除き禁じられています. 複写される場合は，そのつど事前に，（社）出版者著作権管理機構（電話 03-5244-5088，FAX 03-5244-5089，e-mail: info@jcopy.or.jp）の許諾を得てください.
- 本誌をスキャン，デジタルデータ化することは複製に当たり，著作権法上の例外を除き違法です. 代行業者等の第三者に依頼して同行為をすることも認められておりません.